家庭应急术

经络畅通 告别疼痛

臧俊岐 编著

黑龙江科学技术出版社

HEILONGJIANG SCIENCE AND TECHNOLOGY PRESS

图书在版编目（CIP）数据

家庭应急术：经络通畅，告别疼痛/臧俊岐编著. --哈尔滨：
黑龙江科学技术出版社，2016.8（2023.8重印）
　ISBN 978-7-5388-8846-1

　Ⅰ．①经… Ⅱ．①臧… Ⅲ．①疼痛-穴位疗法 Ⅳ.
①R245.9

　中国版本图书馆CIP数据核字(2016)第147888号

家庭应急术：经络通畅，告别疼痛
JIATING YINGJISHU: JINGLUO TONGCHANG, GAOBIE TENGTONG

编　　著	臧俊岐
责任编辑	王嘉英　王　研
封面设计	深圳市金版文化发展股份有限公司
出　　版	黑龙江科学技术出版社
	地址：哈尔滨市南岗区公安街70-2号　邮编：150007
	电话：（0451）53642106　传真：（0451）53642143
	网址：www.1kcbs.cn
发　　行	全国新华书店
印　　刷	三河市燕春印务有限公司
开　　本	723 mm×1020 mm　1/16
印　　张	10.5
字　　数	120千字
版　　次	2016年8月第1版
印　　次	2023年8月第2次印刷
书　　号	ISBN 978-7-5388-8846-1
定　　价	68.00元

时常看见有人在公园里"撞大树"，也总有人在林荫小道用力敲打自己，不必诧异，他们只是在利用自然方法疏通经络而已。

经络可以说是隐藏在人体中最完善的医疗保健系统，只要保持经络的通畅，人体自然会健康无疼痛。在两千多年前的医学圣典《黄帝内经》中，先人们就已经将经络治病养生的功效阐释得很清楚了。他们认为经络是人体"决死生、处百病、调虚实"的关键，不可不通，不通则痛。

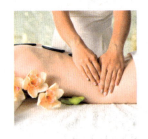

千百年来，中医的拔罐、刮痧、按摩、艾灸等疗法，都是以经络为基础。事实证明，这些方法的祛痛养生功效，有的甚至比药物和补品还要好。

本书从现代生活出发，介绍了人体经络的相关知识，分析了经络与疼痛的关系，强调了通络止痛的重要性，详解了中医四大理疗通络的方法及生活通络小妙法，接着以部位分类列举了43个止痛的特效穴及其主治、操作方法等。鉴于生活中或多或少会有一些紧急情况导致身体疼痛，比如腰腿扭伤等，书中一一教您利用物理及穴位指压法快速缓解疼痛。最后，本书针对生活中常见的各种痛症，从中医的角度予以辨证，对症列举了适宜的食疗及理疗方案，具体问题具体分析，高效、准确地帮您祛除常见痛。

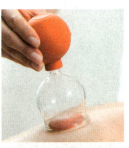

全书将经络学理论与养生保健实践相结合，语言简练、条理清晰、图示准确，每一个治疗方法都配备了精准的讲解和示范图片，将经络学说大众化、普及化、简单化、实用化，让您一看就懂、一学就会、一用就灵。您只需按部就班地做，即可轻松实施治疗，逐渐摆脱病痛的折磨，管理和维护自我及家人的健康。

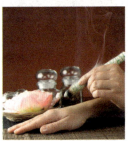

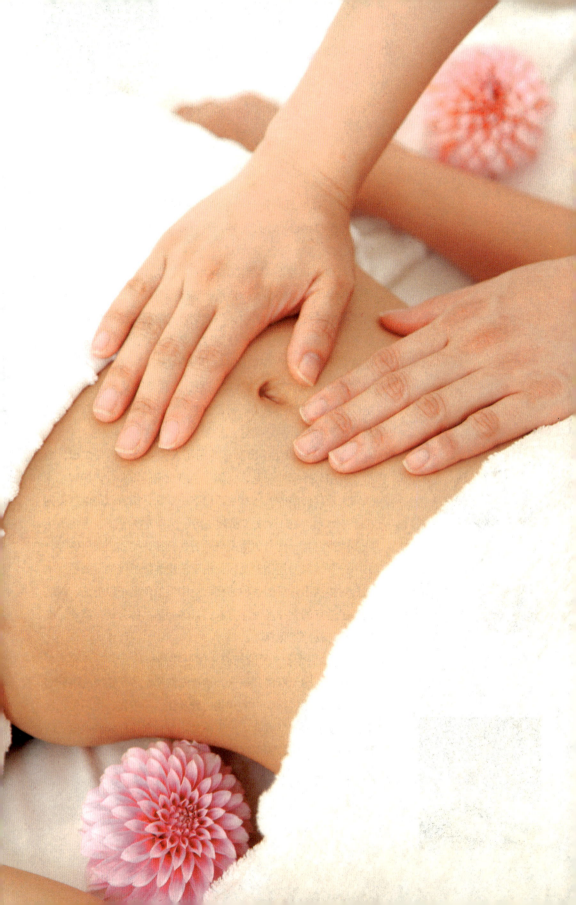

CHAPTER 01
经络：生命之河，穴位之根

CHAPTER 02
家庭应急：小穴位，大疗效

头面止痛特效穴

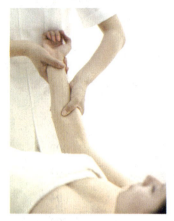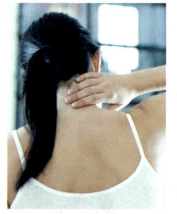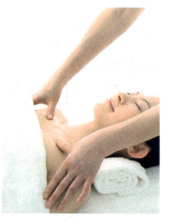

CHAPTER 03

紧急情况：妙法速扫疼痛

CHAPTER 04

对症通络，巧除疼痛

头痛——脑部清明是关键

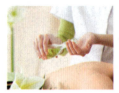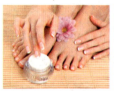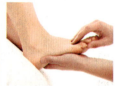

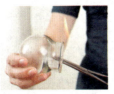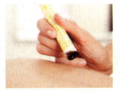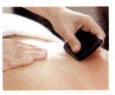

胸痛——警惕心肺疾患

胃痛——为它消得人憔悴

胁痛——多与肝胆病症有关

腹痛——病因复杂，症状多变

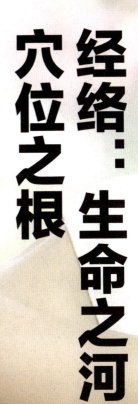

CHAPTER 01

经络：生命之河，穴位之根

经络系统就像是个庞杂的水系，既有宽阔的大河，也有狭窄的支流，还有许多数不清的小溪。这些水系看似纷繁复杂，其实它们井然有序，环绕着五个岛屿不停地流动。对于人类而言，经络就是生命之河，蕴藏着我们生命所需的精气。

解读经络初印象

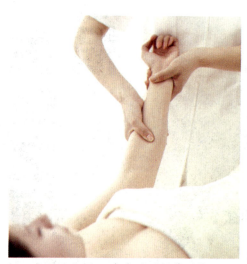

经络穴位，疾病的"报警器"

从中医学来说，经络分别指的是两种系统，其中大的为经，它就好比是人体内的主环路，广泛地连接着人体内的重要部位；小的叫络，就如同主路旁的辅路，既是对主路的补充，又能够增加细微之处的联系。经络系统包括十二经脉以及附属于十二经脉的十二经别、十二经筋、十二皮部，其中最主要的就是十二经脉和奇经八脉中的任督二脉。十二经脉里的气血就好像是江河里的水在不停地流动着，而奇经八脉就好像是湖泊和水库，有调节十二经脉气血的作用。当十二经脉的气血量多的时候，就会渗灌到奇经八脉中。要是十二经脉的气血不足的话，奇经八脉中的气血又会流到十二经脉中。

如果说经络是气血运行传输的通道，是纵横交错的线的话，那么穴位就是气血停留汇聚的地方所形成的一个个点。这些点不可小觑，理论上讲，人体的健康和疾病，通常会通过其相对应的穴位做出一定程度的反应和提示，是疾病的"报警器"。远在新石器时代，我们的祖先就已经使用砭石来排脓放血，或在体表某一部位用火烤、烧灼等方法来减轻和消除伤痛。久而久之，我们的祖先逐渐意识到人体的某些特殊部位具有治疗疾病的作用，这就是穴位发现的最初过程。著名医典《黄帝内经》记载了160个穴位名称。晋代皇甫谧编纂了我国现存针灸专科的开山名作《针灸甲乙经》，对人体340个穴位的名称、别名、位置和主治一一进行了论述。至宋代，王惟一重新考定穴位，撰著了《铜人腧穴针灸图经》，并且设计铸成专供针灸学习的两座针灸铜人。其造型之逼真、端刻之精确，令人叹服……我国古代医学家在长期实践过程中形成了经络学的完整理论体系。

经络能为您做的事

沟通脏腑，联络肢节

经络内属脏腑、外络肢节，将人体的五脏六腑、四肢百骸、五官九窍、皮肉筋骨等联系成一个有机的整体。十二经脉各属一脏一腑，它们之间的络属关系加强了脏腑之间的联系；五官九窍通过经脉与脏腑联系起来；十二经脉通过循行全身，将经脉之气聚于筋肉关节，布散于皮部，将皮肤、四肢筋肉与脏腑联系起来；十二经脉按照一定的流注次序及衔接规律相互联系，并通过特定穴位与奇经八脉沟通，加强了经脉之间的联系，形成了一个纵横交错、遍布全身的网络。

运行气血，抗御外邪

《灵枢·本藏》说："经脉者，所以行血气而营阴阳，濡筋骨，利关节者也……"气血是维持人体生命活动的物质基础，人体要想维持正常的生理活动，必须要有气血对全身各个器官濡养滋润，而经络就是运行气血的通路，能将营养物质布散到全身。当外邪侵犯人体时，它能调动全身气血，抵抗外邪，保卫机体。

感应传导

经络具有感应传导作用，即当刺激一个穴位时，人体会产生酸、麻、胀、痛等感觉，这种感觉常沿着经脉循行路线向远端传导，这种现象称为"经络感传现象"，也就是中医所说的"得气"或"气至"。

反映病候

十二经脉与脏腑有着络属关系，它不仅能运行气血、营养五脏六腑，还能将脏腑病变反映到体表的一定部位，这个部位我们称为"反应点"。当某一脏腑发生病变时，在体表的相应部位可以出现压痛、结节、皮疹、脱屑、色泽改变等变化。

三段分割小技巧，让您看图通络

人体的经络至今没有被全部画出来，因为经络不是简简单单的一条马路，而是网络，中医的经络图看似复杂难懂，其实只要记住关键的几条经络就行了。但也不必太拘泥于找穴位、找经络疗疾，疏理有瘀堵、疼痛、不通、长出多余肉的地方也会对身体产生保健作用。首先我们来看看奇经八脉的任、督二脉。

※ **任脉、督脉**：这两条经脉走在人体的正中线，是身体最重要的经络，任、督二脉畅通，百病不生。

任脉的疏通：坚持揉腹、擦胸就可以疏通经络，也可以刮痧、拔罐。

督脉的疏通：经常用后背撞击树干或墙面。另外，1～2个月做一次后背正中线的走罐，也是疏通督脉的好方法。

十二经分段通络

第一段：肺经→大肠经→胃经→脾经

※ **肺经**：肺经的精气起于左胸部中府，沿着上肢内侧前缘一直走到拇指桡侧指甲角旁的少商穴，目的是与大肠经相连。

※ **大肠经**：肺经的精气继续行走，就走到了食指的外侧商阳穴，这里就是大肠经的起点了，从手指往上走，行走在上肢的外侧前，再到颈部、下齿，到鼻旁的迎香穴为止。另有一个侧支上行到眼睛的下缘，一个叫承泣穴的地方，目的是与下一条经络胃经相连。

※ **胃经**：大肠经的精气继续行走，就走到了胃经的起点承泣穴，承泣穴往下行走至面周围、胸前第二侧线、下肢外侧前、脚面，最后到达中趾的厉兑穴。从脚背走脚趾时，又分了两个侧支，一个走到了次趾，一个走到了大脚趾上，目的是要与脾经相连。

※ **脾经**：胃经的精气继续前行，就走到了大脚趾外侧隐白穴，这里是脾经的起始点，往上行至大趾内、下肢内侧、胸腹第三侧线、大包穴。体表是在大包穴为止，但体内有一支入腹，至食道旁、舌下。

走到这里，这一条长长的经络就走完了。这一条从肺经出发到脾经结束的经络，中间都是连接的，没有断掉，只是被人为地分为四条经络，其实就是一条长长的经络，这条经络主要是管理人体内的消化系统、呼吸系统。

肺、大肠、胃、脾生病的时候，就要疏理这一条长长的经络，不是肺生病只疏理肺经，其实四条经络都要慢慢地疏理。只是脾经是经络的终点，精气会很弱，不适合重度疏理，一般选择揉按的方法为佳。其他三条经络可以揉按、刮痧、走罐。

这四条经络上的任何一个部位瘀堵，都会造成整条经络运行不顺畅。疏通局部很重要，整条经络疏理更重要，只有整条经络都通畅了，肺、大肠、胃、脾才会健康。

这么长的一条经络，怎样知道堵在哪里呢? 只要是局部有疼痛、肿胀、皮肤长斑、冒癣、长痘痘、长痣、溃烂等，长在那条经络上，就代表这条经络有瘀堵了，不但要疏理局部，还要慢慢地将整条的经络都疏理通。疏理经络时，没有充足的能量在里面冲刷，脏东西是排不掉的，所以疏理经络的时候，一定要配合食疗。例如胃不舒服时，就先找到胃经这条经络，可以沿着胃经找酸胀、疼痛的部位进行揉按、刮痧、拍痧，也可以找胃经的源头肺经、大肠经进行揉按，也可以找胃经的下游脾经进行揉按，这些都能缓解胃部的不适。但只是缓解，因为没有配合食疗，继续吃错误的食物，不注意对胃进行保护，胃还是会不舒服的，只有排除了病因，同时疏理胃经及胃经的上下经络，胃病才会彻底治愈。

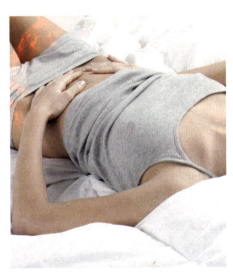

按揉胃经疼痛点可以治疗胃不适

第二段: 心经→小肠经→膀胱经→肾经

※ **心经**: 心经的精气由胸口出发，走到腋下，走上肢内侧后，走手，止于小指内侧的少冲穴，同时与小肠经相连。

※ **小肠经**: 心经的精气走到小指内侧的少冲穴，继续行走，走到小肠经的起点——小指外侧的少泽穴，然后继续沿着手臂的外侧后上行至肩胛、颈部，然后分支，一支上

行至耳前的听宫穴，另一支上行至眼睛内侧的睛明穴并与下一条经络膀胱经汇合。

※ **膀胱经**：小肠经的精气走到眼睛内侧的睛明穴后就将精气交给了膀胱经，膀胱经继续往上行走，走到头顶外侧一些，下行至颈椎的旁边，再一直下行至腰、下肢外侧后，继续下行至脚的外侧，最后走到了小脚趾的外侧至阴穴，并和下一条经络肾经汇合。

※ **肾经**：膀胱经的精气在至阴穴处就交给了肾经。肾经将精气传到了脚底的涌泉穴，继续前行至脚内侧，开始向上，行走至下肢的内侧后，然后进入腹部，体内运行的一条是进入肾、膀胱，再走肺、咽喉、舌；体外运行的一条是沿着任脉的两边向上行走，到咽喉下偏外的俞府穴为止。

这一条长长的经络，主要是管理人体的生长、发育，以及西医认为的神经系统、泌尿系统、生殖系统。

头脑的疾病、女士的妇科病、男士的男科病、颈肩腰腿痛、关节疼痛等，都与经络精气不足、经脉不太通畅有关。与这条经络有关的疾病，除了做好食疗外，还要学会慢慢疏理这条经络，疏理的方法与上面介绍的第一条经络的疏理方法是一样的。

例如肾脏有病变时，可以在肾经的上下找痛点，在堵住的部位进行搓与揉，也可以找肾经的源头心经和小肠经进行揉按、刮痧，也可以在膀胱经上揉按、刮痧、走罐。

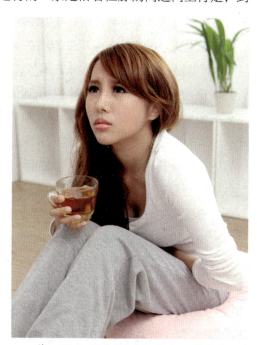

第二段经络堵塞可能引发妇科疾病

第三段：心包经→三焦经→胆经→肝经

※ **心包经**：精气由胸出发，走到乳房外侧，上行进入手臂内侧中间，再走到手掌，分出一支走到中指的中冲穴，另一支走到无名指，将精气转交给三焦经。

※ **三焦经**：心包经的精气传递给三焦经后，从无名指的关冲穴出发，上行至上肢外侧中、肩后、侧颈、耳、眉梢和目外眦，最后与胆经汇合。

※ **胆经**：三焦经的精气在眼睛外侧的瞳子髎穴处转交给胆经，胆经的精气绕着耳朵走了一圈后上行至头，再下行至侧颈、侧腰、肋、下肢外侧中，走到脚背分成两支，一

支走到第四脚趾的足窍阴穴止，另一支走到大脚趾，目的是将精气转交给肝经。

※ **肝经**：胆经的精气在大脚趾处交给了肝经，从大脚趾内侧的大敦穴出发，沿脚背上行至下肢内侧前、中，进入生殖器上行入腹部，一支止于乳头下方的期门穴，一支继续在体内上行，至头、额，与督脉会于巅，还有一支在体内循环，即胃、肝、胆→喉咙后→目→下颊→环唇→肺。

这一条长长的经络，除了经过肝、胆这两个脏器以外，还关联两个没有与脏器直接相连的经络：心包经、三焦经。其实这两条经络是代表着身体内部大的通道，也可以理解成内脏之间的主干道，若这两条经络不通，身体内部的大交通就会出现塞车现象，使整个身体内部出现瘀堵的情况。

疏理这一条长长的经络，能让身体内部的能源充分燃烧利用起来。只要身体内部出现瘀堵症状时，就应该慢慢地疏通这一条长长的经络。在配合食疗的情况下，最好的疏通方法就是拍打、走罐。

十二经在四肢循行的位置

※ **手臂的内侧**：拇指一侧为手太阴肺经；中指相通为手厥阴心包经；小指一侧为手少阴心经。

※ **手臂的外侧**：拇指一侧为手阳明大肠经；中指相通为手少阳三焦经；小指一侧为手太阳小肠经。

※ **腿的内侧**：靠外为足太阴脾经（小腿以下居中间）；中间为足厥阴肝经（小腿以下靠外）；靠里为足少阴肾经。

※ **腿的外侧**：前面为足阳明胃经；中间为足少阳胆经；后面为足太阳膀胱经。

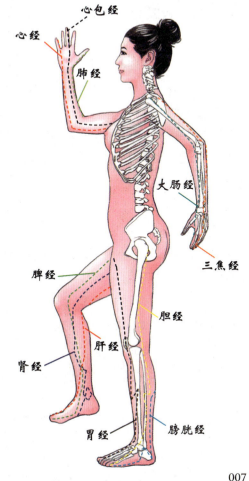

心包经
心经
肺经
大肠经
三焦经
脾经
胆经
肾经
肝经
胃经
膀胱经

解读"痛则不通，通则不痛"的奥秘

痛是一种生理现象。我们为什么会感觉到疼痛？中医说"通则不痛，痛则不通"。什么通？通什么？这里的"通"是指"经络"的畅通，经络畅通则不痛，经络不通则会痛。人的所有的生命现象都是由经络引起的，生命现象同五脏六腑里的五行气血物质有关。轻微的不通会痒，完全不通则是痛。神经是经络和肉体器官的过渡通道，神经不通则经络里的行气就不能够通过，严重时会失去运动能力、没有感觉。

中医认为"通则不痛，痛则不通"，说明痛是由于经气不通所引起的。而能导致经气不通的因素包括外邪（风、寒、湿、热）及正气不足。不是每个痛症都有明显的外伤史，大多数的痛症都是正气虚弱、外邪乘虚而入的"虚实夹杂"的状况。海边是湿气较盛的地方，但不是每个居住海边的人都会出现腰痛重着、四肢重坠、下肢浮肿疼痛等湿痹（因湿气引起的痛证）表现。若你有湿痹的表现，可能是因正气先虚、机体化湿能力下降、湿气滞留不去而导致的。

气血足则正气足。气血通过脏腑的功能与活动而生成，而脏腑功能活动又靠气血来推动。气血通过经络、血脉循行全身，内至各个脏腑，外达筋骨皮毛，滋养着人体各个部分。气血与人体经络、脏腑各个方面都存在着相互依存、相互影响的紧密关系。一旦经络出现了问题，不通畅了，身体里面的气血便会出现堵塞，再严重的话，整个气血交通也就瘫痪了，这样的话，病也就产生了。也就是我们所说的"气血畅通则生机旺盛，气血不通则疾病丛生"。气血不通发生在腹内，则出现腹胀、腹痛，甚而出现癥块；在皮肉，可见皮肤青紫、皮下血肿、产生疼痛；在肠胃，则可出现消化不良、排便不畅或呕血、便血；在心脏，会发生胸闷、心绞痛、口唇发绀，甚至发生心肌梗死，危及生命；在肺部，可出现肺叶不张、咳嗽、哮喘或咯血、吐血；在子宫，则会出现恶露不下、经闭、经行腹痛、月经不调、经色暗紫成块等。

平时我们一定要保持经络的通畅，正气充足，气血才能运行有道，只有这样才能保证机体的健康。

是什么挡住了经络前行的脚步

如何确认自己的经络是否畅通呢？方法非常简单，即用手按你身上的某个部位，只要感觉痛，那么经络肯定是不太通畅了。有些人甚至后背像一块板一样硬，别人稍微按一下，就会非常疼痛，这说明后背的膀胱经全堵了，这样的人，会一天到晚感觉特别疲倦。

那么，经络不通是怎么造成的呢？一般来说，主要有以下三个原因：

吃大量的垃圾食品

很多朋友一提到垃圾食品，只知道洋快餐是垃圾食品，其实垃圾食品的范畴较广。比如：

⊙ 油炸类食品

此类食品热量高，含有较高的油脂和氧化物质，经常进食易导致肥胖，是导致高脂血症和冠心病的最危险食品。在油炸过程中，往往产生大量的致癌物质。已有研究表明，常吃油炸食品的人，其癌症的发病率远远高于不吃或极少进食油炸食物的人群。

⊙ 腌制类食品

在腌制过程中，需要加入大量盐，这会导致食物钠盐含量超标，经常食用会造成进食者肾脏的负担加重，发生高血压的风险增高。还有，食品在腌制过程中可产生大量的致癌物质亚硝胺，导致鼻咽癌等恶性肿瘤的发病风险增高。此外，由于高浓度的盐分可严重损害胃肠道黏膜，故常进食腌制食品者，其胃肠炎症和溃疡的发病率较高。

⊙ 加工类肉食品（肉干、肉松、香肠、火腿等）

这类食物含有一定量的亚硝酸盐，故有导致癌症的潜在风险。此外，由于添加防腐剂、增色剂和保色剂等，常食易造成人体肝脏负担加重。

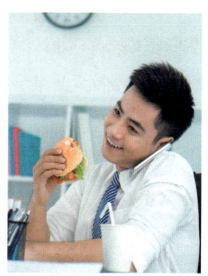

嗜食垃圾食品容易堵塞经络

⊙ 方便类食品（主要指方便面和膨化食品）

方便面属于高盐、高脂肪、低维生素、低矿物质的一类食物。一方面，方便食品因盐分含量高增加了肾负荷，会导致高血压；另一方面，其含有一定的人造脂肪，对心血管有相当大的负面影响。加之它含有防腐剂和香精，可能对肝脏等器官有潜在的不利影响。

⊙ 罐头类食品（包括鱼肉类和水果类）

不论是水果罐头，还是肉类罐头，其中的营养素都遭到大量的破坏，特别是各类维生素几乎被破坏殆尽。另外，罐头制品中的蛋白质常常出现变性，使其消化吸收率大为降低，营养价值大幅度"缩水"。还有很多水果罐头含有较高的糖分，并以液体为载体被摄入人体，使糖分的吸收率由此大为增高，可在进食后短时间内使血糖大幅攀升，加重胰腺负荷。同时，由于罐头类食品通常能量较高，常食可能导致肥胖。

⊙ 话梅蜜饯果脯类食品

此类食品含有亚硝酸盐，在人体内可结合胺形成潜在的致癌物质亚硝胺；含有香精等添加剂可能损害肝脏等脏器；含有较高盐分可能导致血压升高和肾脏负担加重。

⊙ 冷冻甜品类食品（冰激凌等）

这类食品有三大问题：因含有较多的奶油，易导致肥胖；因高糖，可降低食欲；因温度低而刺激胃肠道。

由于垃圾食品里含有大量的添加剂，这些非天然的东西，进入人体后，日积月累，就会形成很多体内垃圾无法排出体外，这些东西最容易堵塞人体的经络。

长期处在有空调的环境中

人是恒温动物，天热了就要出汗，而出汗本身就是一个排毒的过程。若大量使用空调，不让身体排毒，久而久之，体内原本可以正常排出的垃圾，也被抑制了，就会堵塞人体的经络。

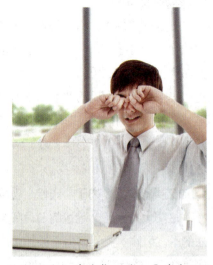

长期保持一种姿势工作

比如长期使用电脑，会造成人体内的气血无法流通，部分肌肉或者组织因长期得不到气血的滋养，经络自然也就不会通畅。

长期保持一种姿势工作容易堵塞经络

疏通经络，找对穴位是关键

人体出现疾病时可以通过刮拭人体的一些经络穴位来缓解和治疗，所以取穴尤为关键，自然穴位的定位也就成了重中之重。如果找对了穴位，再加上适当的操作手法，便可以益寿延年、缓解身体的各类疾病；但如果在一窍不通或是一知半解的情况下胡乱摆弄，则往往会弄巧成拙。所以，在进行自我刮痧之前，要先学会如何找准穴位。下面我们介绍一些常用的取穴方法。

手指同身寸定位法

手指同身寸度量取穴法是指以患者本人的手指为标准度量取穴，是临床取穴定位常用的方法之一。这里所说的"寸"，与一般尺制度量单位的"寸"是有区别的，是用被取穴者的手指做尺子测量的。由于人有高矮胖瘦之分，不同的人用手指测量到的1寸也不等长。因此，测量穴位时要用被测量者的手指作为参照物，才能准确地找到穴位。

※ **拇指同身寸**：拇指指间关节的横向宽度为1寸。

※ **中指同身寸**：中指中节屈曲，内侧两端纹头之间的距离为1寸。

※ **横指同身寸**：又称"一夫法"，指的是食指、中指、无名指、小指并拢，以中指近端指间关节横纹为准，四指横向宽度为3寸。

另外，食指和中指二指指腹横宽（又称"二横指"）为1.5寸。食指、中指和无名指三指指腹横宽（又称"三横指"）为2寸。

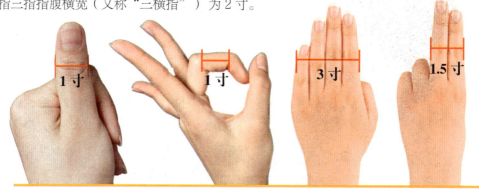

常用同身寸示意图

体表标志定位法

※ **固定标志**：常见判别穴位的标志有眉毛、乳头、指甲、脚踝等。如：神阙穴位于腹中部脐中央；膻中穴位于两乳头中间。

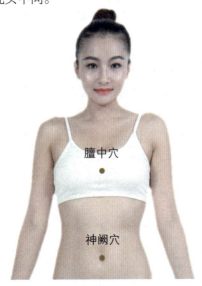

※ **动作标志**：需要做出相应的动作姿势才能显现的标志，如张口取耳屏前凹陷处即为听宫穴。

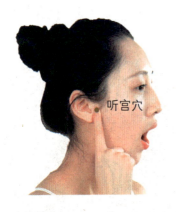

骨度分寸定位法

此法始见于《灵枢·骨度》篇，它是将人体的各个部位分别规定折算长度，作为量取腧穴的标准。如前后发际间为12寸；两乳间为8寸；胸骨体下缘至脐中为8寸；耳后两乳突（完骨）之间为9寸；肩胛骨内缘至背正中线为3寸；肩峰缘至背正中线为8寸；腋前（后）横纹至肘横纹为9寸；肘横纹至腕横纹为12寸；膝中至外踝尖为16寸。

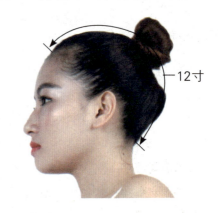

感知找穴法

身体感到异常，用手指压一压、捏一捏、摸一摸，如果有痛感、硬结、痒等感觉，或与周围皮肤有温度差，如发凉、发烫，或皮肤出现黑痣、斑点，那么这个地方就是所要找的穴位。感觉疼痛的部位，或者按压时有酸、麻、胀、痛等感觉的部位，可以作为阿是穴治疗。阿是穴一般在病变部位附近，也可在距离病变部位较远的地方。

四大古法的通络止痛秘密

按摩行气活血通经络

一、点法

用指端、肘尖或屈曲的指关节突起部分着力，点压在一定部位的按摩手法称为点法。此法具有开通闭塞、活血止痛、解除痉挛、调整脏腑功能的作用。

①**拇指指端点法：**手握空拳，拇指紧靠于食指中节，用拇指指端点压一定的部位。

②**屈拇指点法：**拇指屈曲，用拇指指间关节桡侧点压一定部位。

③**屈食指点法：**食指屈曲，用第一指间关节突起部分点压一定部位。

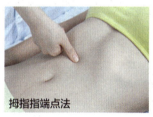
拇指指端点法

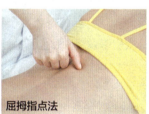
屈拇指点法

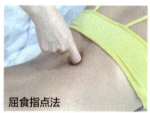
屈食指点法

二、拿法

以单手或者双手的拇指与其他手指相对，握住施术部位，相对用力，并做持续、有节律地提捏的方法，称为拿法。注意拿捏时间不宜过长，次数不宜过多。

①**二指拿法：**用拇指和食指提拿按摩部位。

②**三指拿法：**用拇指、食指和中指提拿按摩部位。

③**掌拿法：**让拇指与其他四指分开，用掌部力量提拿按摩部位。

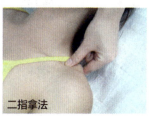
二指拿法

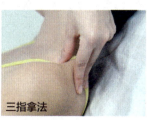
三指拿法

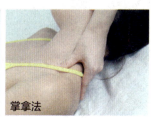
掌拿法

三、按法

用指、掌或肘深压于体表一定部位或穴位的按摩手法，称为按法。此法具有镇静止痛、开通闭塞、放松肌肉的作用。

①**掌按法：** 用掌根或全掌着力于穴位上，逐渐用力下压，称为掌按法。

②**指按法：** 用手指着力于穴位上，做一掀一压的动作，逐渐下压，称为指按法。

③**肘按法：** 用手肘的力量着力于穴位上，逐渐用力下压，称为肘按法。

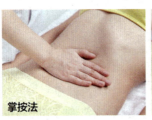 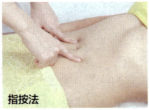 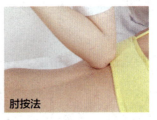

掌按法　　　　　指按法　　　　　肘按法

四、掐法

掐法是以拇指指甲在一定的部位或穴位上用力按压的一种按摩手法。掐法适用于面部及四肢部位的穴位，是一种强刺激的手法，具有开窍解痉的功效。如掐人中穴可以解救中暑及晕厥者。

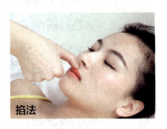

掐法

五、揉法

揉法指的是用指、掌、肘部吸附于肌体表面某些部位或穴位，或在反射区上做柔和缓慢的回旋转动或摆动，并带动皮下组织一起揉动的一类按摩手法。此法具有宽胸理气、舒经通络、活血化瘀、消肿止痛等作用。

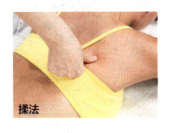

揉法

六、通络注意事宜

1 按摩前要将手洗干净，修剪指甲，同时将妨碍按摩的一切首饰品如手表、戒指、珠子等摘掉。

2 给别人按摩时要说明自己的按摩流程，从哪里到哪里、时间多久等，一般来说，按摩 20 ~ 30 分钟为宜。

刮痧舒筋活血通经络

※ **握板法**：刮痧前首先要学会正确的持板方法，也就是握板法，否则刮痧时容易疲惫且效果不佳。正确的握板方法是：刮痧板的长边横靠在手掌心，拇指和其他四根手指分别握住刮痧板的两边，刮痧时用手掌心的部位向下按压。

一、面刮法

面刮法是最常用的刮拭方法。手持刮痧板，向刮拭的方向倾斜30°～60°，以45°最为普遍，依据部位的需要，将刮痧板的1/2长边或全部长边接触皮肤，自上而下或从内到外均匀地向同一方向直线刮拭。面刮法适用于身体平坦部位的经络和穴位。

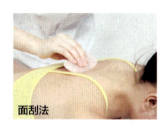
面刮法

二、平刮法

手法与面刮法相似，只是刮痧板向刮拭的方向倾斜的角度小于15°，而且向下的渗透力也较大，刮拭速度缓慢。平刮法是诊断和刮拭疼痛区域的常用方法。

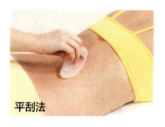
平刮法

三、推刮法

推刮法的操作手法与面刮法大致相似，刮痧板向刮拭的方向倾斜的角度小于45°，压力大于平刮法，速度也比平刮法慢一点。

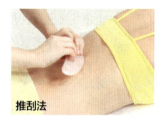
推刮法

四、立刮法

刮痧板角部与刮拭部位垂直呈90°，刮痧板始终不离皮肤，并施以一定的压力，在约1寸的皮肤上做短间隔前后或左右的摩擦刮拭。这种刮拭方式主要用于头部穴位的刮拭。

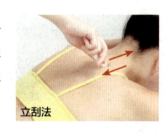
立刮法

五、角刮法

使用刮痧板的角部在穴位处自上而下进行刮拭，刮板面与皮肤呈 45° 方向，适用于肩部、胸部等部位或穴位的刮痧。刮拭时要注意不宜过于生硬，因为角刮法便于用力，所以要避免用力过猛而伤害皮肤。

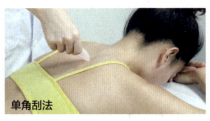
单角刮法

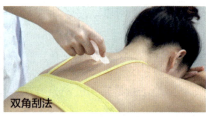
双角刮法

六、点按法

将刮痧板角部与要刮拭部位垂直呈 90°，向下按压，由轻到重，逐渐加力，片刻后快速抬起，使肌肉复原，多次反复。这种方法适用于无骨骼的软组织处和骨骼缝隙、凹陷部位。这种手法刺激性较强，具有镇痛止痛、解除痉挛的作用。

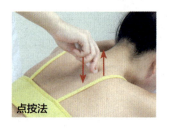
点按法

七、通络注意事宜

1 避风和注意保暖很重要。刮痧时皮肤汗孔处于开放状态，如遇风寒之邪，邪气会直接进入体内，不但影响刮痧的疗效，还会引发新的疾病。因此刮痧半小时后才能到室外活动。

2 刮完痧后要喝 1 杯热水。刮痧过程使汗孔开放，邪气排出，会消耗部分体内津液，刮痧后喝 1 杯热水，可补充水分，还可促进新陈代谢。

3 刮痧 3 小时内不要洗澡。刮痧后汗孔都是张开的，所以要等汗孔闭合后再洗澡，避免风寒之邪侵入体内。

4 不可一味追求出痧。刮痧时刮至汗孔清晰就能起到排毒的作用，有些部位是不能刮出痧的，此外，室温低也不易出痧。所以，刮拭的时候不要一味追求出痧。

艾灸温经散寒通经络

一、艾炷灸

艾炷灸就是将艾炷直接或间接置于穴位上施灸的方法。那么，艾炷又是什么呢？其实，艾炷就是把艾绒做成大小不等的圆锥形艾团。其制作方法很简单：先将艾绒置于手心，用拇指搓紧，再放到平面桌上，以拇指、食指、中指捻转成上尖下圆底平的圆锥状。麦粒大者为小炷，黄豆大者为中炷，蚕豆大者为大炷。在施灸时，每燃完一个艾炷，叫一壮。施灸时的壮数多少、艾炷大小，可根据疾病的性质、病情的轻重、体质的强弱而定。根据不同的操作方式，艾炷灸可分为直接灸（着肤灸）和间接灸（隔物灸）两大类。一般而言，用于直接灸时，艾炷要小些；用于间接灸时，艾炷可大些。

（1）直接灸。

直接灸，即把艾炷直接置于皮肤上施灸，以达到防治疾病的灸法。这是灸法中最基本、最主要且常用的一种灸法。古代医家施灸时均以此法为主，现代临床上也较为常用。施灸时多用中、小艾炷。可在施灸穴位的皮肤上涂少许石蜡油或其他油剂，使艾

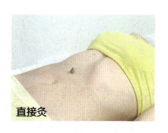

直接灸

炷易于固定，然后将艾炷直接置于穴位上，用火点燃尖端。当患者有灼热感时，用镊子将艾炷夹去，再更换新艾炷施灸。灸治完毕后，可用油剂涂抹，以保护皮肤。此法适用于一般虚寒证及眩晕、皮肤病等。

（2）间接灸。

间接灸，即在艾炷与皮肤之间垫上某种药物而施灸，具有艾灸与药物的双重作用，加之本法火力温和，易于被患者接受，故广泛应用于内、外、妇、儿、五官科疾病。间接灸根据其衬隔物品的不同，可分为多种灸法。

①**隔姜灸：** 用厚约 0.3 厘米的生姜，在中心处用针穿刺数孔，上置艾炷放在穴位上施灸，病人感觉灼热不可忍受时，可用镊子将姜片向上提起，衬一些纸片或干棉花，放下再灸，或用镊子将姜片提举稍离皮肤，灼热感缓解后重新放下再灸，直到局部皮肤潮红为止。此法简便，易于掌握，一般不会引起烫伤，可以根据病情反复施灸，对虚寒病症如腹痛、泄泻、痛经等均有疗效。

②**隔蒜灸：**取新鲜独头大蒜，切成厚约0.3厘米的蒜片，用细针于中间穿刺数孔，放于穴位或患处，上置艾炷点燃施灸。艾炷如黄豆大，每灸4～5壮更换蒜片，每穴每次灸足7壮。也可取适量大蒜捣成泥状，敷于穴上或患处，上置艾炷点燃灸之。本法适用于治疗痈、疽、疮、疖、蛇咬、蝎蜇等外伤疾患。

③**隔盐灸：**一般用于脐窝部（神阙穴）施灸。操作时用食盐填平脐孔，再放上姜片和艾炷施灸。若患者脐部凸起，可用水调面粉，搓成条状围在脐周，再将食盐放入面圈内隔姜施灸。本法对急性腹痛、痢疾、四肢厥冷和虚脱等具有回阳救逆之功。

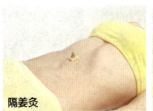 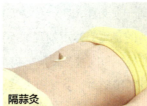 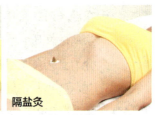

隔姜灸　　隔蒜灸　　隔盐灸

二、艾条灸

艾条灸是目前人们最为常用的灸法，因其方便、安全、操作简单，最适于进行家庭自我保健和治疗。将艾条点燃后在穴位或病变部位进行熏灸的方法，又称艾卷灸法。根据艾条灸的操作方法，分温和灸、雀啄灸和回旋灸三种。

（1）温和灸。

施灸者手持点燃的艾条，对准施灸部位，在距皮肤3厘米左右的高度进行固定熏灸，使施灸部位温热而不灼痛，一般每处需灸5分钟左右。温和灸时，在距离上要由远渐近，以患者自觉能够承受为度。

（2）雀啄灸。

施灸者手持点燃的艾条，在施灸穴位皮肤的上方约3厘米处，如鸟雀啄食一样做一上一下的活动熏灸，而不固定于一定的高度，一般每处熏灸3～5分钟。本法多用于昏厥急救及小儿疾病，作用上偏于泻法。注意向下活动时，不可使艾条触及皮肤，而且要及时掸除烧完的灰烬。此外，还应注意艾条移动速度不要过快或过慢，过快则达不到治疗目的，过慢易造成局部灼伤及刺激不均，影响疗效。

（3）回旋灸。

施灸者手持燃着的艾条，在施灸部位的上方约3厘米高度，根据病变部位的形状做速度适宜的上下、左右往复移动或反复旋转熏灸，使局部3厘米范围内的皮肤温热而不灼痛。

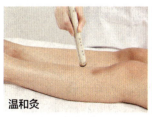
温和灸

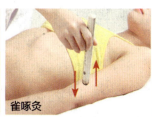
雀啄灸

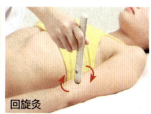
回旋灸

三、通络注意事宜

1	术者在施灸时要聚精会神，以免烧烫伤患者皮肤或损坏病人衣物。
2	对昏迷的病人、肢体麻木及感觉迟钝的患者和小儿，在施灸过程中灸量不宜过大。
3	如果患者的情绪不稳，或在过饥、过饱、醉酒、劳累、阴虚内热等状态下，要尽量避免使用艾灸疗法。
4	患者在艾灸前最好喝一杯温水，水的温度以略高于体温为宜，在每次灸治结束后再补充一杯热水。
5	施灸的过程如果出现发热、口渴、出红疹、皮肤瘙痒等异常症状时，一般不要惊慌，继续采用艾灸疗法灸治下去，这些症状就会消失。
6	施灸的时间长短应该是循序渐进的，施灸的穴位也应该由少至多，热度应逐渐增加。
7	患者在采用艾灸疗法治疗疾病的过程中，尽量不要食生冷的食物（如喝冷水、吃凉饭等），否则会不利于疾病的治疗。

拔罐逐瘀除湿通经络

拔罐是中医治疗疾病的手段，也是老百姓日常保健的常用手法。拔罐的方法不同，其效果也不一样。中医拔罐穴位的原则是：治疗实证用泻法，即用单罐口径大、吸拔力大的泻法；治疗虚证用补法，即用单罐口径小、吸拔力小的补法。

一、常规拔罐法

根据拔罐时使用罐的多少，主要分为单罐和多罐两种方法，而多罐法又可分为密排罐法、疏排罐法、散罐法。

①**单罐法：**用于病变范围较小的病或压痛点，可按病变或压痛的范围大小，选用适当口径的火罐。如胃病在中脘穴拔罐；冈上肌肌腱炎在肩髃穴拔罐，等等。

②**多罐法：**用于病变范围比较广泛的疾病，可按病变部位的解剖形态等情况，吸拔数个至十几个罐。如某一肌束劳损时可按肌束的位置成行排列吸拔多个火罐，称为排罐法。治疗某些内脏或器官的瘀血时，可按脏器的解剖部位的范围在相应的体表部位纵横并列吸拔几个罐子。

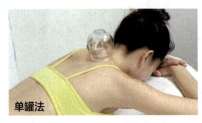
单罐法

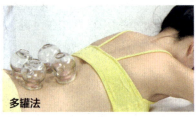
多罐法

二、闪罐法

闪罐法是临床常用的一种拔罐手法，一般多用于皮肤不太平整、容易掉罐的部位。具体操作方法是用镊子或止血钳夹住蘸有适量酒精的棉球，点燃后送入罐底，立即抽出，将罐拔于施术部位，然后将罐立即起下，按上法再次吸附于施术部位，如此反复拔起多次至皮肤潮红为止。通过反复的拔、起，使皮肤反复地紧、松，反复地充血、不充血、再充血，形成物理刺激，对神经和血管有一定的兴奋作用，可增加细胞的通透性，改善局部血液循环及营养供应，适用于治疗肌萎缩、局部皮肤麻木、酸痛或一些较虚弱的病症。采用闪火法操作时注意罐口应始终向下，棉球应送入罐底，棉球经过罐口时动作要快，避免罐口反复加热以致烫伤皮肤。操作者应随时掌握罐体温度，如感觉罐体过热，可更换另一个罐继续操作。

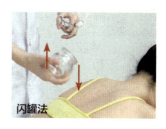
闪罐法

三、留罐法

留罐法又称坐罐法，是指将罐吸附在应拔部位后留置一段时间的拔罐方法。此法是临床最常用的一种罐法，留罐法主要用于以寒邪为主的疾患或脏腑病。如经络受邪（外邪）、气血瘀滞、外感表证、麻木、消化不良、神经衰弱、高血压等病症，用之均有良效。治疗实证用泻法，即用单罐口径大、吸拔力大的泻法，或用多罐密排、吸拔力大，吸气时拔罐，呼气时起罐的泻法。治疗虚证用补法，即用单罐口径小、吸拔力小的补法，或用多罐疏排、吸拔力小，呼气时拔罐，吸气时起罐的补法。留罐法可与走罐法配合使用，即先走罐后留罐。

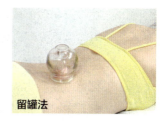
留罐法

四、走罐法

走罐法又称行罐法、推罐法及滑罐法等。一般用于治疗病变部位较大，肌肉丰厚而平整的部位，或者需要在一条或一段经脉上拔罐的情况。走罐法宜选用玻璃罐或陶瓷罐，罐口应平滑，以防划伤皮肤。具体操作方法是，先在将要施术的部位涂抹适量的润滑液，然后用闪火法将罐吸附于皮肤上，循着经络或需要拔罐的线路来回推罐，至皮肤潮红为度。操作时应注意根据病人的病情和体质调整罐内的负压，以及走罐的快、慢、轻、重。罐内的负压不可过大，否则走罐时由于疼痛较剧烈，病人将无法接受；推罐时应轻轻推动罐的颈部后边，用力要均匀，以防火罐脱落。

走罐法对不同部位应采用不同的行罐方法：腰背部沿垂直方向上下推拉；胸胁部沿肋骨走向左右平行推拉；肩、腹部采用罐具自转或在应拔部位旋转移动的方法；四肢沿长轴方向来回推拉等。

走罐法

五、转罐法

转罐法是先用闪火法将罐吸于皮肤上，然后手握罐体，来回转动的方法。操作时手法宜轻柔，转罐宜平稳，防止掉罐。转动的角度要适中，角度过大患者不能耐受，过小无法达到刺激量。由于转罐法对穴位或皮肤能产生更大的牵拉刺激，加强了血液循环，增强了治疗效果，所以多用于穴位治疗或局部病症的治疗。注意罐口应平滑，避免转动时划伤皮肤。

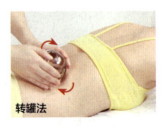

转罐法

六、响罐法

响罐法是指在罐具吸定后，稍加推拉或旋转随即用力将罐具拔下，发出"啪"的响声的一种拔罐方法。如此反复吸拔，重复操作多次，以皮肤潮红或呈紫红色为度。此法与闪罐法功效相同，通常用小口径罐具在局部面积较小的部位施术。

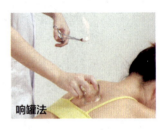

响罐法

七、通络注意事宜

1	拔罐时，室内需保持20℃以上的温度，最好在避风向阳处。
2	拔罐时的吸附力过大时，可按挤一侧罐口边缘的皮肤，稍放一点空气进入罐中。初次采用闪罐者或年老体弱者，宜用中、小号罐具。
3	拔罐顺序应从上到下，罐的型号则应上小下大。
4	一般病情轻或有感觉障碍者（如下肢麻木者），拔罐时间要短；病情重、病程长、病灶深及疼痛较剧者，拔罐时间可稍长，吸附力稍大。
5	若出现头晕、恶心、呕吐、面色苍白、出冷汗、四肢发凉等症状，应及时取下罐具，将患者仰卧位平放，轻者可给予少量温开水，重者针刺人中、合谷穴。

生活小妙法，**快速通络止痛**

揉揉耳朵经络通

双手握空拳，以拇指、食指沿耳轮上下来回推摩1分钟，直至耳轮充血发热。中医认为，全身精气由各脏器收集后交肾来保存，肾开窍于耳，耳朵上布满了全身穴位，所以按摩耳朵不仅能健肾，还能打通全身穴位。

晨起梳头循环佳

用手指或木梳从额头前至枕后，从两侧的颞部至头顶进行"梳头"，每天50～100次，以晨起梳头为最佳。人体各条经络都汇聚于头部，梳头时要经过眉冲、通天、百会、印堂、玉枕、风池等近50个穴位，对这些穴位进行刺激，可以促进头部血液循环、疏通经络。

舒筋活络莲花坐

坐时，屈左腿，将左脚的脚背放在右大腿的腹股沟处，双手放在左膝关节上，轻柔地做上下弹性运动数次，使之接触地面；然后换右脚。坚持运动有助于活动人体多处韧带，使腿、腹等部位的肌肉得到充分伸展，保持经络畅通。

调息通络说五字

每天清晨，用鼻子吸气嘴呼气，然后默念：嘘、呵、呬、吹、呼五字，不要出声。每个字音对应一个脏腑：嘘对肝，呵对心，呬对肺，吹对肾，呼对脾。这是利用呼吸来调匀气息、疏通五脏的好方法。如常念"嘘"可以养肝明目，常念"呵"可以泄心火等，长久坚持会有一定作用。

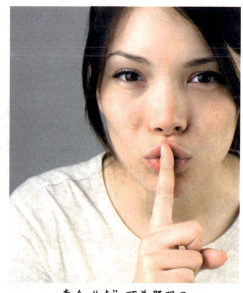

常念"嘘"可养肝明目

三线放松通经络

平卧在床上，将身体分为三条线，分别自上而下放松。第一条线（两侧）：头顶→头两侧→颈部两侧→两肩→两上臂→两肘关节→两手，意念在中指端保持1~2分钟；第二条线（前面）：面部→颈部→胸部→腹部→两大腿→两膝部→两小腿→两足背→十根脚趾，意念在脚趾部保持1~2分钟；第三条线（后面）：后脑部→枕部→两小腿后部→两脚跟→两脚底，意念在脚心涌泉穴保持1~2分钟。

清凉疏经薄荷茶

取干薄荷叶15克、绿茶3克，冲入沸水1500毫升，待泡出味且稍凉后，滤去残渣，再加少量冰糖；亦可把鲜薄荷叶洗净，放入杯中，直接冲入开水饮用。

用于泡茶的原料有欧薄荷、绿薄荷和苹果薄荷。薄荷味苦辛，有健胃、疏经之效，但性凉，不易久服。

经络导向老丝瓜

老丝瓜1条，切碎炒至微黄，研成细末，每次10克，用热水冲服。老丝瓜经络贯穿，类似人体经络。借老丝瓜之药性来导引人体经络，使气血通顺。

药物温敷气血活

外敷药膏也能疏通经络，运行气血。如追风壮骨膏，有追风散寒、活血止痛功效，用于风寒湿痹、肩背疼痛、腰酸、四肢麻木、关节酸痛等。使用时，用生姜擦净患处，加温软化，贴于患处。温敷有助于活血通络。

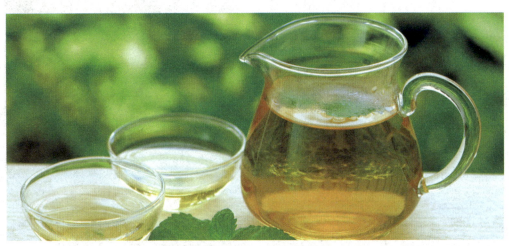

薄荷茶可疏经，但不宜久服

CHAPTER 02

家庭应急：小穴位，大疗效

日常生活中，我们会遭遇各种疼痛，对于这种情况，我们却找不到应对的办法，多半情况下只能选择忍耐。其实，最有效的祛痛工具就在自己的身上，那就是穴位。按揉相应的穴位，几分钟后疼痛就会减轻，这就是时下流行的『绿色自然疗法』。

头面止痛特效穴

百会

——善治气虚头空痛

❧ 浅谈百会穴

百会穴属奇经八脉之督脉，因头为诸阳之会，本穴位居颠顶，联系脑部，是调节大脑功能的要穴。同时，本穴为百脉之宗，是各经脉气会聚之处，连贯周身经穴，对于调节机体的阴阳平衡有重要作用。刺激本穴能打通全身经络，升阳理气，有效缓解气虚引起的头部空痛。

❧ 通络祛痛需知

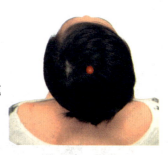

取穴

位于头部，当前发际正中直上 5 寸，或两耳尖连线的中点处。

主治

用于头面五官、神志及气虚下陷等疾患。如头风、头痛目眩、耳聋、耳鸣、脱肛、痔疮等。现代多用以治疗中风昏迷、神经性头痛、精神分裂症、神经衰弱、胃下垂、子宫脱垂、高血压、低血压等。

操作

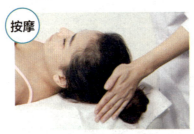

按摩

用手掌揉按百会穴 2 分钟，以局部有酸胀感为度。

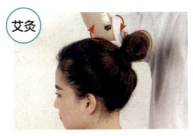

艾灸

用艾条回旋灸法灸治百会穴 10 分钟，以患者感觉温热、舒适为度。

临床配伍经验

- ⊙ 病症：**头风**
- ⊙ 配穴：脑空、天柱
- ⊙ 适宜疗法：按摩
- ⊙ 疗效贴士：疏散风邪

- ⊙ 病症：**脱肛**
- ⊙ 配穴：胃俞、气海
- ⊙ 适宜疗法：艾灸
- ⊙ 疗效贴士：通调督脉

♣ 浅谈头维穴

头维穴为足阳明胃经在头角部的腧穴，常为治疗湿邪内侵的头部腧穴。湿为阴邪，易袭阳位，其性重浊，所以感受湿邪时会有头痛如裹、困重的感觉。刺激本穴，可有效缓解湿邪头痛，不再头重脚轻。

♣ 通络祛痛需知

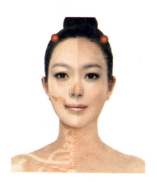

取穴

位于头侧部，当额角发际上 0.5 寸，头正中线旁 4.5 寸。

主治

用于头颞、面目等疾患。如偏头痛、目眩目痛、迎风流泪、视物不明、眼睑痉挛、喘逆等。现代多用以治疗神经血管性头痛、面神经麻痹、眼轮匝肌痉挛、精神分裂症等。

操作

按摩

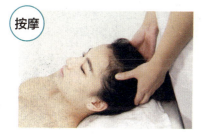

用拇指指腹揉按头维穴 3～5 分钟，以局部皮肤发红为度。

刮痧

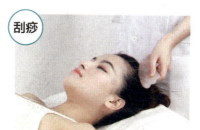

用刮痧板的厚边由前向后刮拭头维穴 2～3 分钟，以局部皮肤发热为度。

头维 —— 湿邪头痛效非常

临床配伍经验		
▷ 病症：**偏头痛**	▷ 病症：**精神分裂症**	
▷ 配穴：风池、率谷	▷ 配穴：合谷、后溪	
▷ 适宜疗法：刮痧	▷ 适宜疗法：按摩	
▷ 疗效贴士：祛风活血	▷ 疗效贴士：镇静安神	

印堂

——主治前额疼痛及失眠

♣ 浅谈印堂穴

　　印堂穴属经外奇穴，有醒脑安神、改善头痛的作用，尤其是对前额头痛及其引起的失眠有奇效。经常刺激此穴，可增强鼻黏膜上皮细胞的增生能力，并能刺激嗅觉细胞，使嗅觉灵敏，缓解鼻炎及其引起的头昏脑涨；还能疏通面部气血，起到延缓衰老、驻颜回春的作用。

♣ 通络祛痛需知

取穴

位于额部，当两眉头之中间。

主治

用于头痛、头晕、鼻炎、鼻出血、目赤肿痛、视物模糊、近视、颜面疼痛、呕吐、产妇血晕、子痫、急慢惊风、失眠、神经衰弱、颜面疔疮、面神经麻痹、三叉神经痛、中风后遗症等。

操作

按摩

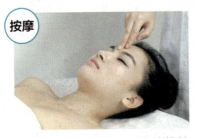

将食指、中指并拢，用指腹推按印堂穴 2～3 分钟，以局部皮肤潮红为度。

刮痧

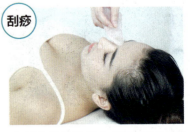

用刮痧板的角部由上至下刮拭印堂穴 2 分钟，力度轻柔，以潮红为度。

临床配伍经验		
	⊙ 病症：**头痛**	⊙ 病症：**头重如石**
	⊙ 配穴：太阳、阿是穴	⊙ 配穴：攒竹
	⊙ 适宜疗法：刮痧	⊙ 适宜疗法：按摩
	⊙ 疗效贴士：平肝潜阳	⊙ 疗效贴士：清利头目

太阳
——缓解血压升高头胀痛

♣ 浅谈太阳穴

　　太阳穴属经外奇穴，《达摩秘方》中将揉按此穴列为"回春法"，认为常用此法可保持大脑的青春常在、返老还童。当人们长时间连续用脑或者血压过高，太阳穴往往会出现重压或胀痛的感觉，这时按摩太阳穴效果会非常显著。

♣ 通络祛痛需知

取穴

位于颞部，当眉梢与目外眦之间，向后约一横指的凹陷处。

主治

用于头面、眼目等疾患。如头痛、眩晕、目赤痛痒、青盲、雀目、眉棱骨痛、口眼㖞斜、喉痹等。现代多用以治疗血管性头痛、结膜炎、角膜炎、屈光不正、夜盲、视神经萎缩、三叉神经痛、面神经麻痹等。

操作

按摩

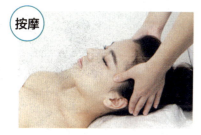

用拇指指腹顺时针揉按太阳穴30～50次，以局部有酸胀感为度。

刮痧

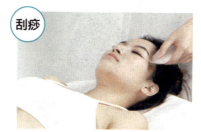

用角刮法刮拭太阳穴1～2分钟，力度轻柔，以局部皮肤出现红晕为度。

临床配伍经验		
▷ 病症：**偏头痛**		▷ 病症：**目赤肿痛**
▷ 配穴：头维、率谷		▷ 配穴：太冲、委中
▷ 适宜疗法：按摩		▷ 适宜疗法：刮痧
▷ 疗效贴士：通经活络		▷ 疗效贴士：清热解毒

风池

——感冒头痛有奇功

❧ 浅谈风池穴

风池穴是足少阳胆经的常用腧穴之一,中医有"头目风池主"之说。它能够提神醒脑,治疗大部分风病,对眼部疾病、颈椎病以及外感风寒、内外风邪引发的头痛均有治疗效果,若是感冒引发了头痛,不妨试试刺激本穴,会有意想不到的效果。

❧ 通络祛痛需知

取穴

位于枕骨之下,与风府相平,胸锁乳突肌与斜方肌上端之间的凹陷处。

主治

用于头目、耳鼻、外感、神志等疾患。如头痛、发热、颈项强痛、头晕、目赤肿痛、鼻炎、失眠、中风、肩背痛等。现代多用以治疗流行性感冒、神经性头痛、视神经萎缩、近视、神经衰弱、高血压等。

操作

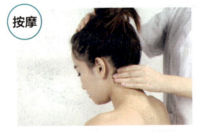

按摩

将拇指与其余手指相对,拿捏风池穴3~5分钟,以局部有酸胀感为度。

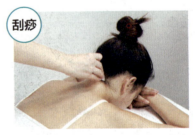

刮痧

用角刮法刮拭风池穴30次,以出痧为度。

临床配伍经验	⊙ 病症:**颈项强痛**	⊙ 病症:**目赤肿痛**
	⊙ 配穴:大椎、后溪	⊙ 配穴:睛明、太阳
	⊙ 适宜疗法:按摩	⊙ 适宜疗法:刮痧
	⊙ 疗效贴士:祛风	⊙ 疗效贴士:明目止痛

四白 —— 祛目痛，解疲劳

♣ 浅谈四白穴

四白穴是足阳明胃经重要穴位之一。刺激四白穴能对眼部起到很好的保健作用，指压该穴位能提高眼睛机能、预防近视，对于缓解眼睛胀痛、缓解疲劳很有疗效，还能促进脸部血液循环，使面部经络通畅，祛除面部各类疼痛，让皮肤变得红润光泽。

♣ 通络祛痛需知

取穴

位于面部，瞳孔正下，当眶下孔凹陷处。

主治

用于治疗眼目、面部等疾患。如目赤肿痛、目翳、眼睑痉挛、迎风流泪、头痛目眩、口眼㖞斜等。现代多用以治疗三叉神经经痛、鼻炎、鼻窦炎、角膜炎、近视眼、视神经萎缩、胆道蛔虫症等。

操作

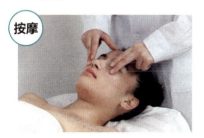

按摩

用食指、中指指腹揉按四白穴60~100次，以局部皮肤出现红晕为度。

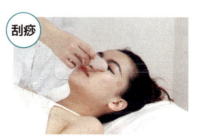

刮痧

用刮痧板的厚边棱角由内向外刮拭四白穴30次，力度轻柔，以局部皮肤发红为度。

临床配伍经验

⊙ 病症：**三叉神经痛**	⊙ 病症：**头目痛**
⊙ 配穴：瞳子髎、翳风	⊙ 配穴：涌泉、大杼
⊙ 适宜疗法：按摩	⊙ 适宜疗法：刮痧
⊙ 疗效贴士：通经活络	⊙ 疗效贴士：滋阴潜阳

迎香

—— 疏散面齿疼痛

❧ 浅谈迎香穴

迎香穴为手阳明大肠经重要穴位之一，脉气直通鼻窍，故通经活络、通利鼻窍之作用甚强，是治疗各种鼻部疾患的要穴，还能缓解因鼻炎引起的头痛；另外，此穴为手、足阳明经的交会穴，可通调两经经气、疏泻两经风热，是治疗各种颜面疼痛疾患的要穴。

❧ 通络祛痛需知

取穴

位于鼻翼外缘中点旁，当鼻唇沟中。

主治

用于口鼻、颜面疾患等。如面目水肿、面部痒痛、面神经麻痹或痉挛、鼻炎、鼻塞、鼻出血、嗅觉减退及喘息不利、胆道蛔虫症等。

操 作

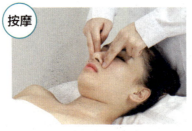

按摩

将中指依靠于食指助力，用中指指腹点揉迎香穴 100 ～ 200 次，以局部有酸胀感为度。

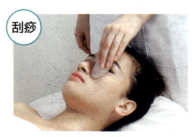

刮痧

用角刮法刮拭迎香穴 3 ～ 5 分钟，以局部有酸痛感为度。

临床配伍经验

- ⊙ 病症：**面神经瘫痪**
- ⊙ 配穴：四白、地仓
- ⊙ 适宜疗法：按摩
- ⊙ 疗效贴士：祛风

- ⊙ 病症：**胆道蛔虫症**
- ⊙ 配穴：阳陵泉、丘墟
- ⊙ 适宜疗法：刮痧
- ⊙ 疗效贴士：驱蛔镇痛

❦ 浅谈颊车穴

颊车穴为足阳明胃经重要穴位之一。人身之火，唯胃火最旺。胃火牙痛是指下牙痛，多是胃火通过足阳明胃经转入牙齿，而牙齿又非藏火之地，当牙齿上火的时候，就会使牙齿疼痛，牙龈也会变得红肿。指压此穴对于速止牙痛非常有效。

❦ 通络祛痛需知

取穴

位于面颊部，下颌角前上方约一横指（中指），当咀嚼时咬肌隆起，按之凹陷处。

主治

用于面颊、口齿等疾患。如口眼㖞斜、牙痛颊肿、口噤、流涎、项强，以及下齿神经痛、三叉神经痛、下颌关节炎、咬肌痉挛、腮腺炎等。

颊车
——祛胃火，止牙痛

操作

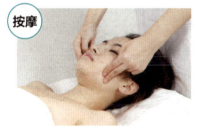

按摩

将食指、中指并拢，用指腹揉按颊车穴 100 ~ 200 次，以局部有热感为度。

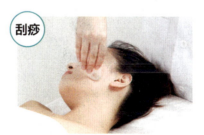

刮痧

用角刮法由上向下刮拭颊车穴 30 次，力度轻柔，以局部皮肤出现红晕为度。

临床配伍经验		
	⊙ 病症：**口眼㖞斜**	⊙ 病症：**牙痛**
	⊙ 配穴：地仓	⊙ 配穴：合谷
	⊙ 适宜疗法：按摩	⊙ 适宜疗法：刮痧
	⊙ 疗效贴士：祛风	⊙ 疗效贴士：清泻邪热

肩颈止痛特效穴

肩井
—— 舒缓肩膀强痛

❧ 浅谈肩井穴

肩井穴是足少阳胆经的常用腧穴之一。长时间的工作，加之缺乏运动，肩膀不时会酸胀疼痛，甚至手臂都不能弯曲。刺激该穴能改善肩部血液循环，使僵硬的肩膀逐渐得到放松，疼痛之感一扫而光。

❧ 通络祛痛需知

取穴

位于肩上，前直乳中，当大椎与肩峰端连线的中点上。

主治

用于项背、胎产、神志等疾病。如肩背疼痛、手臂不举、颈项强、腰髋痛、中风、咳嗽、眩晕、难产、乳痈、产后乳汁不下等。现代多用以治疗乳腺炎、功能性子宫出血、乳腺增生、颈淋巴结结核、中风偏瘫等。

操作

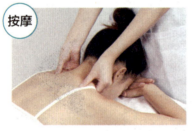

按摩

用拇指与其余四指相对，拿捏肩井穴3~5分钟，以局部有酸胀感为度。

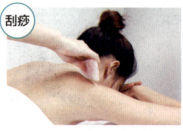

刮痧

用面刮法刮拭肩井穴30次，以出痧为度。

临床配伍经验

- ⊙ 病症：**肩背痹痛**
- ⊙ 配穴：肩髃、天宗
- ⊙ 适宜疗法：按摩
- ⊙ 疗效贴士：活血

- ⊙ 病症：**乳汁不足**
- ⊙ 配穴：乳根、少泽
- ⊙ 适宜疗法：刮痧
- ⊙ 疗效贴士：消炎通乳

♣ 浅谈肩髃穴

　　肩髃穴为手阳明大肠经的重要穴位之一，疏经活络、通利关节的作用甚强，为治疗肩部疼痛及上肢痛、麻、凉、瘫诸疾要穴。平时多用手掌大鱼际处搓搓肩髃或者用中指指腹点揉肩髃，可预防肩关节炎。

♣ 通络祛痛需知

取穴

位于肩部，三角肌上，臂外展；或向前平伸时，当肩峰前下方凹陷处。

主治

用于肩臂疾患等。如肩关节及周围软组织疾患、手臂挛急、臂神经痛、瘿气、瘰疬、风热瘾疹等。现代多用以治疗急性脑血管病后遗症、肩周炎、高血压、乳腺炎、荨麻疹等。

操作

肩髃
——
肩臂痛的克星

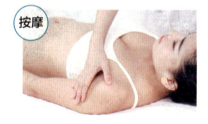

按摩

用拇指指腹揉按肩髃穴 100 次，以出现循经感传现象为度。

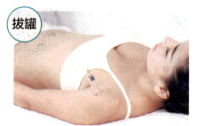

拔罐

将气罐吸附在肩髃穴上，留罐 10 分钟，以局部皮肤充血为度。

临床配伍经验

⊳ 病症：**肩周炎**	⊳ 病症：**风疹**
⊳ 配穴：肩髎、肩贞	⊳ 配穴：阳溪
⊳ 适宜疗法：拔罐	⊳ 适宜疗法：按摩
⊳ 疗效贴士：活络止痛	⊳ 疗效贴士：疏风清热

肩髎

——善治肩臂痛不举

❧ 浅谈肩髎穴

肩髎穴是手少阳三焦经的常用腧穴之一。肩膀有重压感而使手臂抬不起或肘痛等症状时，刺激肩髎，可得到良好效果。治疗时，除了指压本穴位外，同时刺激臑膂，可发挥更好的治疗效果。另外，也用于治疗因中风所造成的半身不遂。

❧ 通络祛痛需知

取 穴

位于肩部，肩髃后方，当臂外展时，于肩峰后下方呈现凹陷处。

主 治

用于肩、臂疾患等。如肩胛肌痉挛或麻痹、肩重不举、肩周炎、中风偏瘫、臂痛、荨麻疹、胸膜炎、肋间神经痛等。

操 作

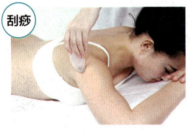

刮痧

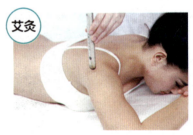

艾灸

用点按法刮拭肩髎穴，由轻至重，逐渐加力，片刻后猛然抬起，使肌肉恢复，反复 15 ~ 30 次。

用艾条温和灸法灸治肩髎穴 10 分钟，以出现循经感传现象为度。

临床配伍经验	⊙ 病症：**肩重不能举**	⊙ 病症：**风疹**
	⊙ 配穴：肩井、天宗	⊙ 配穴：风池、曲池
	⊙ 适宜疗法：艾灸	⊙ 适宜疗法：刮痧
	⊙ 疗效贴士：通经活络	⊙ 疗效贴士：疏风泄热

❧ 浅谈肩中俞穴

肩中俞穴是手太阳小肠经常用的腧穴之一，能缓解各种原因引起的胸部不适。同时，对于长期劳累、姿势不当等引起的颈肩运动系统疾患亦有较好的防治作用。

❧ 通络祛痛需知

取穴

位于背部，当第七颈椎棘突下，旁开2寸。

主治

用于胸肺、局部疾患等。如咳嗽、气喘、唾血、支气管炎及喘息、支气管扩张、肺结核、肩背痛、肩胛神经痛、目视不明、瘰疬等。

肩中俞

——疏通肩背经络止痛

操作

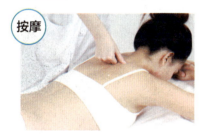

按摩

用拇指指腹揉按肩中俞穴100次，以局部有酸胀感为度。

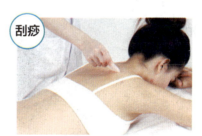

刮痧

用面刮法刮拭肩中俞穴30次，力度稍重，以出痧为度。

临床配伍经验	▸ 病症：**支气管炎**	▸ 病症：**肩背疼痛**
	▸ 配穴：肺俞、内关	▸ 配穴：肩髎、外关
	▸ 适宜疗法：按摩	▸ 适宜疗法：刮痧
	▸ 疗效贴士：宣肺理气	▸ 疗效贴士：舒筋

肩外俞

——祛风湿，疗肩痛

♣ 浅谈肩外俞穴

肩外俞穴是手太阳小肠经的常用腧穴之一，刺激该穴道，可以使体内血液流畅，尤其是可以疏通肩部经络、祛风除湿，对缓解并治疗肩膀僵硬、肩颈疼痛等非常有效；另外，本穴内部为胸腔，所以还能缓解胸部疼痛。

♣ 通络祛痛需知

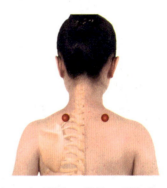

取穴

位于背部，当第一胸椎棘突下，旁开3寸。

主治

用于肩颈疾患。如肩背酸痛、肩胛神经痛、颈项强急、落枕、颈椎病、肘臂冷痛等。

操作

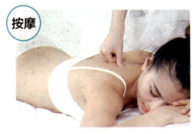

按摩

用拇指指端揉按肩外俞穴100次，以局部有酸胀感为度。

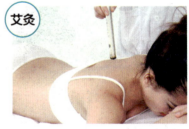

艾灸

用艾条温和灸法灸治肩外俞穴10分钟，以出现循经感传现象为度。

临床配伍经验		
	◦ 病症：**颈椎病**	◦ 病症：**落枕**
	◦ 配穴：大椎、后溪	◦ 配穴：秉风、养老
	◦ 适宜疗法：按摩	◦ 适宜疗法：艾灸
	◦ 疗效贴士：舒筋活络	◦ 疗效贴士：行气活血

♣ 浅谈天宗穴

　　天宗穴是手太阳小肠经常用的腧穴之一。颈肩综合征这种职业病主要表现为肩背部僵硬、发紧。刺激此穴会产生强烈的酸胀感，可以放松肩部、背部的肌肉，使疼痛感明显减轻，或使肩背部活动自如。

♣ 通络祛痛需知

取穴

位于肩胛部，当冈下窝中央凹陷处，与第四胸椎相平。

主治

用于胸肺、肩背疾患等。如胸胁支满、咳嗽、气喘、肋间神经痛、颊颌肿痛、乳腺炎、肩胛疼痛、落枕、肩周炎、肘外廉后侧痛、肩背软组织损伤等。

操作

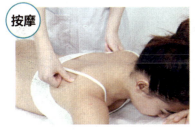

按摩

用拇指指腹揉按天宗穴 100 次，以局部有酸胀感为度。

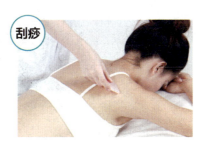

刮痧

用面刮法从上向下刮拭天宗穴 3 分钟，力度适中，以出痧为度。

天宗
——肩背疼痛找天宗

临床配伍经验

⊙ 病症：**肩臂肘痛**	⊙ 病症：**乳痈**
⊙ 配穴：臑会	⊙ 配穴：膻中
⊙ 适宜疗法：按摩	⊙ 适宜疗法：刮痧
⊙ 疗效贴士：舒筋	⊙ 疗效贴士：理气

胸腹止痛特效穴

天突

——顺气 止咽痛

❧ 浅谈天突穴

天突穴属奇经八脉之任脉，位于左右胸锁乳突肌之间。寒冷时节是慢性支气管炎病发急性加重期，患者常出现喘息、胸痛、咽痛等不适。刺激本穴可以调理气息，减轻患者痛苦。

❧ 通络祛痛需知

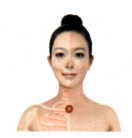

取穴

位于颈部，当前正中线上，胸骨上窝中央。

主治

用于胸肺及颈部疾患。如咳嗽、哮喘、胸中气逆、肺痈、咳吐脓血、喉痹、咽干、失音、呕吐、呃逆、喉鸣、瘿瘤、膈肌痉挛、神经性呕吐等。

操作

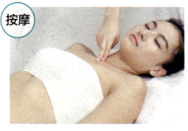

按摩

将食指、中指并拢，用指腹揉按天突穴 200 ~ 300 次，以局部皮肤潮红为度。

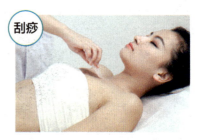

刮痧

用刮痧板的角部由上向下刮拭天突穴 30 次，力度较轻，速度适中，可不出痧。

临床配伍经验	▷ 病症：**喉肿咽痛**	▷ 病症：**哮喘**
	▷ 配穴：璇玑、风府	▷ 配穴：膻中
	▷ 适宜疗法：刮痧	▷ 适宜疗法：按摩
	▷ 疗效贴士：行气解表	▷ 疗效贴士：降气平喘

♣ 浅谈膻中穴

膻中穴属奇经八脉之任脉，是心包经经气及一身宗气聚集之处，为治疗胸闷气急、胸痛的要穴。现代医学研究证实，刺激该穴可通过调节神经功能、松弛平滑肌、扩张冠状血管及消化道内腔径，达到解痉止痛的作用。

♣ 通络祛痛需知

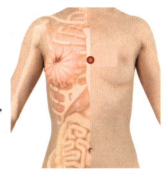

取穴

位于胸部，当前正中线上，平第四肋间，两乳头连线的中点。

主治

用于心肺及乳房疾患等。如胸痹、心痛、心烦、心律不齐、心绞痛、咳嗽气喘、气管炎、哮喘、咯唾脓血、产后乳汁少、乳腺炎及胸膜炎、肋间神经痛、贲门痉挛、小儿吐乳等。

操作

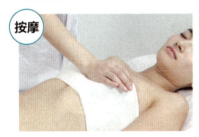

按摩

用手掌大鱼际擦按膻中穴 5 ~ 10 分钟，以局部皮肤发红为度。

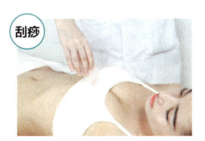

刮痧

用角刮法刮拭膻中穴 30 次，力度轻柔，稍出痧即可。

膻中
——胸痛特效穴

临床配伍经验		
⊙ 病症：**乳腺炎**		⊙ 病症：**咳喘**
⊙ 配穴：大陵、委中		⊙ 配穴：华盖
⊙ 适宜疗法：刮痧		⊙ 适宜疗法：按摩
⊙ 疗效贴士：通经活络		⊙ 疗效贴士：理气化痰

中脘

——理气化湿治胃痛

♣ 浅谈中脘穴

　　中脘穴属奇经八脉之任脉，八会穴之腑会，为胃之募穴。故本穴可用治一切腑病（如胃、胆、胰腺、大小肠），尤以胃的疾患为先。经常刺激中脘穴，对胃脘胀痛、腹痛等有很好的疗效。

♣ 通络祛痛需知

取穴

位于上腹部，前正中线上，当脐中上4寸。

主治

用于脾胃疾患等。如腹痛、腹胀、胃脘痛、胃下垂、消化性溃疡、急性肠梗阻、消化不良、肠鸣、泄泻、痢疾、便秘，以及失眠、精神病、高血压、黄疸、疳积、虚劳吐血等。

操作

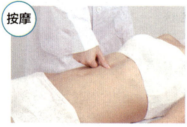

按摩

用拇指指尖推揉中脘穴3～5分钟，以局部皮肤潮红为度。

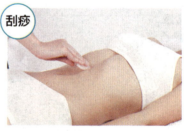

刮痧

用刮痧板的角部刮拭中脘穴30次，以出痧为度。

临床配伍经验

- ⊙ 病症：**胃痛**
- ⊙ 配穴：天枢、足三里
- ⊙ 适宜疗法：刮痧
- ⊙ 疗效贴士：和胃降逆

- ⊙ 病症：**便血**
- ⊙ 配穴：气海
- ⊙ 适宜疗法：按摩
- ⊙ 疗效贴士：益气摄血

♣ 浅谈神阙穴

神阙穴是任脉常用穴位之一，当元神之门户，故有回阳救逆、开窍苏厥之功效。该穴位于腹之中部，下焦之枢纽，又邻近胃与大小肠，所以还能健脾胃、理肠止泻。本穴除治中风脱证、厥逆之外，还可用手治疗腹泻、脐腹冷痛、脱肛等症。

♣ 通络祛痛需知

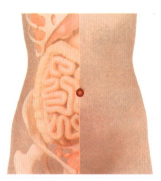

取穴

位于腹中部，脐中央。

主治

用于脾胃疾患及急救。如急慢性肠炎、细菌性痢疾、肠粘连、脐腹冷痛、水肿、便秘、脱肛及中风脱证、四肢厥冷、休克等。

神阙
——
温通脐腹冷痛

操作

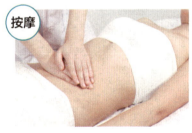

按摩

搓热双掌，然后覆于神阙穴上，揉按 2～3 分钟，以局部皮肤潮红为度。

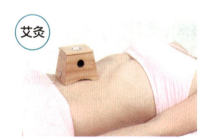

艾灸

点燃艾灸盒置于神阙穴上，灸治 5～10 分钟，以局部皮肤潮红、发热为度。

临床配伍经验

▶ 病症：**脱肛**	▶ 病症：**久泄不止**
▶ 配穴：百会、膀胱俞	▶ 配穴：关元
▶ 适宜疗法：艾灸	▶ 适宜疗法：按摩
▶ 疗效贴士：升阳举陷	▶ 疗效贴士：温补肾阳

天枢 —理气止腹痛

❦ 浅谈天枢穴

　　天枢穴属于足阳明胃经，是手阳明大肠经募穴，恰为人身之中点，如天地交合之际，升降清浊之枢纽。大肠功能出现问题，按压天枢穴处会有痛感。刺激天枢穴可改善肠腑功能，缓解或消除肠道功能失常而导致的各种腹痛，不仅能治疗便秘，还可止腹泻。

❦ 通络祛痛需知

取穴
位于腹中部，距脐中 2 寸。

主治
用于肠胃、少腹等疾患。如腹胀肠鸣、绕脐切痛、便秘、呕吐、水肿、痛经、月经不调、崩漏、产后腹痛等。现代多用于治疗急慢性胃炎、急慢性肠炎、细菌性痢疾、小儿单纯性消化不良、阑尾炎、腹膜炎、肠道蛔虫症、高血压、肠梗阻等。

操作

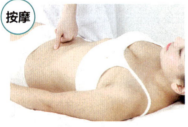

按摩
用拇指指腹揉按天枢穴 1～3 分钟，以局部皮肤发红为度。

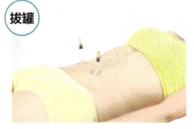

拔罐
将气罐吸附在天枢穴上，留罐 10 分钟，以局部皮肤潮红为度。

临床配伍经验

⊙ 病症：**月经不调**	⊙ 病症：**细菌性痢疾**
⊙ 配穴：中极、三阴交	⊙ 配穴：上巨虚
⊙ 适宜疗法：按摩	⊙ 适宜疗法：拔罐
⊙ 疗效贴士：疏肝理气	⊙ 疗效贴士：解毒

❧ 浅谈关元穴

关元穴是任脉常用穴位之一，为元气所藏之处，是"为男子藏精，女子蓄血之处"，具有补肾壮阳、理气和血等作用，用于治疗元气虚损病症、妇科病症和下焦病症等效果显著，如痛经、月经不调等。当脐腹受寒绞痛时，刺激本穴亦可有效缓解。

❧ 通络祛痛需知

取穴

位于下腹部，前正中线上，当脐中下3寸。

主治

用于泌尿、生殖及肠胃疾患。如脐腹绞痛、小便赤涩、遗尿、癃闭、水肿、遗精、阳痿、早泄、月经不调、崩漏、腹痛、脱肛等。现代多用于治疗细菌性痢疾、胃肠炎、盆腔炎、神经衰弱、高血压等。

操作

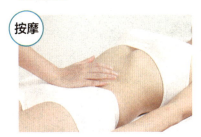

按摩

用手掌根部推揉关元穴2~3分钟，以局部皮肤发红为度。

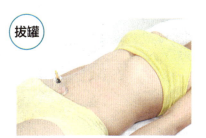

拔罐

将气罐吸附在关元穴上，留罐10分钟，以局部皮肤发红为度。

关元——缓解脐腹绞痛

临床配伍经验		
	⊙ 病症：**气癃尿黄**	⊙ 病症：**久泄不止**
	⊙ 配穴：阴陵泉	⊙ 配穴：太溪
	⊙ 适宜疗法：拔罐	⊙ 适宜疗法：按摩
	⊙ 疗效贴士：清热利湿	⊙ 疗效贴士：补益肾气

中极

——祛除小腹热痛

❧ 浅谈中极穴

中极穴是任脉的常用穴位之一，为膀胱之募穴，善治各种膀胱病症，对于尿潴留、膀胱炎等引起的小腹疼痛及小便热痛有较好的缓解作用。另外，本穴对于调理内在不通的疾病疗效亦显著，如女性月经不畅、痛经等。

❧ 通络祛痛需知

取穴

位于下腹部，前正中线上，当脐中下4寸。

主治

用于小腹、泌尿及生殖系统等疾患。如小腹热痛、疝气、遗尿、尿频、尿闭、水肿、遗精、阳痿、早泄、月经不调、崩漏、阴痒、盆腔炎、附件炎、子宫内膜炎、子宫脱垂、产后宫缩痛、胞衣不下等。

操作

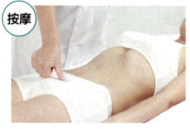

按摩

用拇指指尖顺时针揉按中极穴3～5分钟，以局部皮肤发红为度。

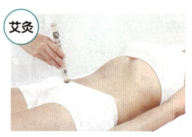

艾灸

用艾条温和灸法灸治中极穴5～10分钟，以局部透热为度。

临床配伍经验

⊙ 病症：**闭经**	⊙ 病症：**尿潴留**
⊙ 配穴：阴交、石门	⊙ 配穴：关元、三阴交
⊙ 适宜疗法：按摩	⊙ 适宜疗法：艾灸
⊙ 疗效贴士：活血化瘀	⊙ 疗效贴士：化气行水

❧ 浅谈归来穴

归来穴为足阳明胃经的重要穴位之一，主男子睾丸上缩、女子子宫脱出诸症。经常刺激归来穴有补益肾精、行气疏肝、调经止带的作用，对于各种男科及妇科疾病引起的疼痛均有一定的缓解作用，另外，还能治疗疝气痛。

❧ 通络祛痛需知

归来

—妇科、男科疼痛不用愁

取穴

位于下腹部，当脐中下 4 寸，距前正中线 2 寸。

主治

用于少腹、前阴等疾患。如月经不调、闭经、痛经、阴挺、白带过多、阴中寒、不孕、阳痿等。现代多用于治疗睾丸炎、卵巢炎、子宫内膜炎、子宫下垂、腹股沟斜疝等。

操作

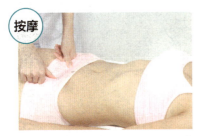

按摩

用拇指指腹揉按归来穴 3～5 分钟，以局部透热为度。

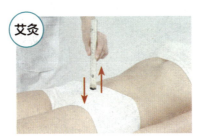

艾灸

用艾条雀啄灸法灸治归来穴 10 分钟，以患者感觉温热舒适为度。

临床配伍经验		
⊙ 病症：**疝气偏坠**	⊙ 病症：**月经不调**	
⊙ 配穴：太冲	⊙ 配穴：三阴交	
⊙ 适宜疗法：艾灸	⊙ 适宜疗法：按摩	
⊙ 疗效贴士：温经理气	⊙ 疗效贴士：理气活血	

腰背止痛特效穴

心俞

——通调气血解心痛

❧ 浅谈心俞穴

心俞穴是足太阳膀胱经的常用腧穴之一，为心的背俞穴。心脏功能的强弱和血液循环的盛衰，直接影响全身的营养状况，而保养心脏则以养心安神、养血益气为主，心血不足或瘀阻会导致胸背疼痛。适当刺激心俞穴能有效调节心脏功能，补充心脏气血，缓解疼痛。

❧ 通络祛痛需知

取穴

位于背部，当第五胸椎棘突下，旁开1.5寸处。

主治

用于心神及局部等疾患。如心痛、胸闷、惊悸、卧不得安、肩背痛、手足心热、遗精等。现代多用于治疗风湿性心脏病、心动过速、心房纤颤、心绞痛、冠心病、神经衰弱、精神分裂症、癫痫、肋间神经痛等。

操作

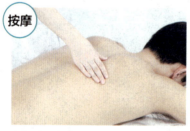

按摩

用拇指指腹点按心俞穴100次，以局部有酸胀感为度。

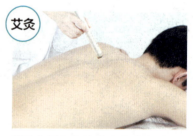

艾灸

用艾条温和灸法灸治心俞穴10分钟，以患者感觉温热舒适为度。

临床配伍经验		
▷ 病症：**心痛引背**		▷ 病症：**健忘**
▷ 配穴：巨阙		▷ 配穴：神门、三阴交
▷ 适宜疗法：按摩		▷ 适宜疗法：艾灸
▷ 疗效贴士：行气活血		▷ 疗效贴士：调心脾

❧ 浅谈肝俞穴

肝俞穴属足太阳膀胱经，为肝之背俞穴，善于散发肝脏之热。精血是生命的根本，肾藏精、肝藏血，肝俞穴历来被视为肝脏的保健要穴。经常刺激肝俞穴可起到调肝护肝的作用。肝胆相照，肝功能正常运行，血气充足，胆自然就健康，因肝胆不利引起的胸胁胀痛自然也就不药而愈。

❧ 通络祛痛需知

肝俞
——
疏肝利胆解胸胁胀痛

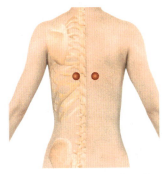

取 穴

位于背部，当第九胸椎棘突下，旁开1.5 寸处。

主 治

用于肝胆、神志、眼目、血证等疾患，如脘腹胀痛、黄疸、饮食不化、目赤痒痛、脊强反折、吐血、头痛、颈项强痛、腰背痛、寒疝等。现代多用于治疗慢性胆囊炎、慢性胃炎、肋间神经痛、月经不调等。

操 作

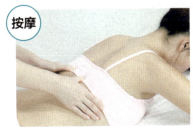

按摩

用拇指指腹揉按肝俞穴 100 次，以局部有酸胀感为度。

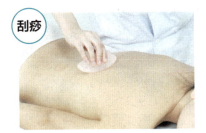

刮痧

用面刮法从上而下刮拭肝俞穴 30 次，力度微重，以出痧为度。

临床配伍经验

- ⊙ 病症：**肝炎**
- ⊙ 配穴：期门
- ⊙ 适宜疗法：刮痧
- ⊙ 疗效贴士：清利肝胆

- ⊙ 病症：**头痛**
- ⊙ 配穴：百会、太冲
- ⊙ 适宜疗法：按摩
- ⊙ 疗效贴士：平肝潜阳

肾俞
—— 调理肾气 解腰脊疼痛

❧ 浅谈肾俞穴

肾俞穴属足太阳膀胱经，为肾之背俞穴。肾藏精，刺激肾俞穴，能促进肾脏的血流量，同时改善肾脏及腰部的血液循环，达到强肾护肾、强健腰脊的目的，对于长期姿势不当或突然用力过猛引发的腰脊疼痛有缓解的作用，还能调理肾气，改善下焦不利引发的小腹痛、尿痛。

❧ 通络祛痛需知

取穴

位于腰部，当第二腰椎棘突下，旁开1.5寸处。

主治

用于肝肾、膀胱等疾患。如腰脊酸痛、尿频、遗尿、遗精、阳痿、月经不调、痛经、不孕、头痛、眩晕、耳鸣、水肿、少腹急痛、骶部疼痛等。现代多用于治疗肾炎、肾绞痛、肾结石、糖尿病等。

操作

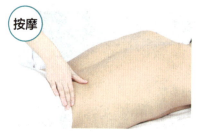

按摩

用拇指指腹揉按肾俞穴100次，以局部有酸胀感为度。

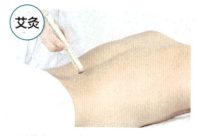

艾灸

用艾条温和灸法灸治肾俞穴10分钟，以局部皮肤发热为度。

临床配伍经验		
⊙ 病症：**腰膝酸痛**		⊙ 病症：**肾炎**
⊙ 配穴：殷门、委中		⊙ 配穴：关元、三阴交
⊙ 适宜疗法：按摩		⊙ 适宜疗法：艾灸
⊙ 疗效贴士：行气		⊙ 疗效贴士：壮元阳

❧ 浅谈命门穴

命门穴属奇经八脉之督脉，于男子能藏生殖之精，于女子则能紧密联系胞宫，对两性生殖功能有重要影响。命门衰弱的病人，会出现腰脊、四肢冷痛或腹痛泄泻，以及女子宫寒痛经、不孕等现象。刺激本穴可有效缓解以上不适，治疗时多采用温补的方法。

❧ 通络祛痛需知

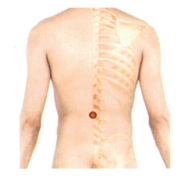

取穴
位于腰部，当后正中线上，第二腰椎棘突下凹陷中。

主治
用于腰脊、肝肾疾患等。如腰脊神经痛、脊柱炎、急性腰扭伤、小儿麻痹后遗症、前列腺炎、遗精、阳痿、早泄、盆腔炎、子宫内膜炎、小便不利、遗尿、白浊及贫血、神经衰弱、头晕、耳鸣、小儿惊痫等。

操作

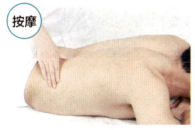

按摩

用拇指指腹揉按命门穴 100 次，以局部有酸胀感为度。

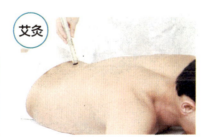

艾灸

用艾条温和灸法灸治命门穴 10 分钟，以出现循经感传现象为度。

命门 —— 培元补肾解腰脊疼痛

临床配伍经验	⊙ 病症：**肾虚尿频**	⊙ 病症：**阳痿**
	⊙ 配穴：肾俞	⊙ 配穴：肾俞、气海
	⊙ 适宜疗法：按摩	⊙ 适宜疗法：艾灸
	⊙ 疗效贴士：调补肾气	⊙ 疗效贴士：补益肾气

八髎

——改善腰酸背痛

♣ 浅谈八髎穴

　　八髎穴是足太阳膀胱经的常用腧穴之一，其穴区的皮肉是很松软的，如果不松软，说明经络肌肤之间有粘连。很多年轻人特别是办公室里长期久坐的工作者，因为缺乏锻炼，容易腰酸背痛。经常按揉八髎及整个后腰部，可有效改善腰腿痛。

♣ 通络祛痛需知

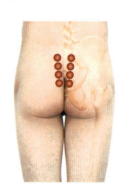

取 穴

位于腰骶孔处，实为上髎、次髎、中髎、下髎，左右共8个，分别在第一、二、三、四骶后孔中。

主 治

用于腰骶部疾病、下腰痛、坐骨神经痛、下肢痿痹、小便不利、月经不调、小腹胀痛、盆腔炎等病症。

操 作

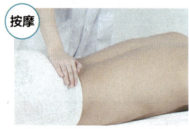

按摩

用手掌来回横擦八髎穴1~2分钟，以局部透热为度。

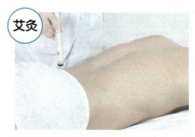

艾灸

用艾条温和灸法灸治八髎穴10分钟，以患者感觉温热舒适为度。

临床配伍经验	病症：**月经不调**	病症：**腰骶酸痛**
	配穴：气海、关元	配穴：肾俞、腰阳关
	适宜疗法：按摩	适宜疗法：艾灸
	疗效贴士：通经活血	疗效贴士：舒筋活络

🍀 浅谈长强穴

长强穴属奇经八脉之督脉。督脉统领人体阳气，而本穴为督脉起始穴，又是位于尾骨端与肛门之间的一个穴道，升阳举陷之力甚强。经常刺激本穴，可以强健气血，改善脱肛、痔疮等引起的腹痛及肛周疼痛，还能缓解腰骶疼痛。

🍀 通络祛痛需知

取 穴

位于尾骨端下，当尾骨端与肛门连线的中点处。

主 治

用于前后二阴及神志疾患等。如阴部瘙痒、阴囊湿疹、前列腺炎、遗精、阳痿、痔疮、脱肛、肠炎、痢疾、便秘、便血、癫痫、精神分裂症、脊强、小儿囟陷、腰脊及尾骶部疼痛等。

长强

——改善腰骶、痔疮痛

操 作

按摩

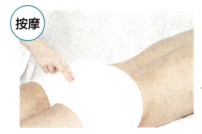

将食指、中指并拢，以指尖着力，揉按长强穴 3 ~ 5 分钟，以局部有酸胀感为度。

刮痧

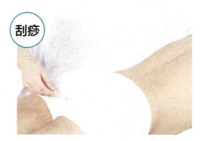

用刮痧板的角部由上至下地刮拭长强穴 30 次，以局部皮肤潮红、发热为度。

临床配伍经验	▸ 病症：**痔疮**	▸ 病症：**脊背疼痛**
	▸ 配穴：承山	▸ 配穴：身柱
	▸ 适宜疗法：刮痧	▸ 适宜疗法：按摩
	▸ 疗效贴士：清热通便	▸ 疗效贴士：行气通督

曲池

——降血压，祛头痛

❧ 浅谈曲池穴

曲池穴为手阳明大肠经之合穴，有降温、退热、提神的作用。血压过高有时会出现剧烈头痛、呕吐、心悸、眩晕等症状，严重时会发生神志不清、抽搐，一般会在短期内发生严重的心、脑、肾等器官的损害和病变。刺激曲池穴可降火气。因此，曲池穴是平缓降压的好穴位，是高血压头痛的克星。

❧ 通络祛痛需知

取穴

位于肘横纹外侧端，屈肘，当尺泽与肱骨外上髁连线的中点。

主治

用于外感、头面五官、胸腹及运动系疾患等。如发热、头痛、眩晕、耳聋、目赤、咽喉肿痛、齿痛、咳嗽、腹痛、便秘、肠痈、消渴、水肿、手臂肿痛等。现代多用于治疗流感、肺炎、肋间神经痛、高血压、贫血等。

操 作

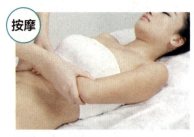

按摩

用拇指指腹揉按或弹拨曲池穴3分钟，以局部有酸胀感为度。

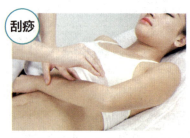

刮痧

用角刮法从上向下刮拭曲池穴3~5分钟，以出痧为度。

临床配伍经验		
	⊚ 病症：**发热**	⊚ 病症：**脉管炎**
	⊚ 配穴：合谷、外关	⊚ 配穴：内关、合谷
	⊚ 适宜疗法：刮痧	⊚ 适宜疗法：按摩
	⊚ 疗效贴士：疏风解表	⊚ 疗效贴士：温阳散寒

❧ 浅谈手三里穴

手三里穴为手阳明大肠经上的重要穴位之一，是个养生保健穴，可以增强免疫力。经常揉按手三里穴可润化脾燥、清热明目，改善腹痛、腹泻，还能疏通经络、治疗运动系统疾病，如手臂疼痛、活动不利、抬举无力等。

❧ 通络祛痛需知

取 穴

位于前臂背面桡侧，当阳溪与曲池连线上，肘横纹下2寸。

主 治

用于五官及肠胃疾患等。如颊肿、口呙、齿痛、三叉神经痛、喉痹、咽炎、失音、眼目诸疾、胃炎、消化性溃疡、腹痛、半身不遂、腰背酸痛、上肢神经痛、肘关节周围软组织损伤、瘰疬等。

操 作

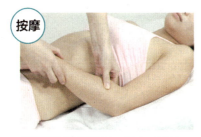

按摩

用拇指指腹揉按手三里穴100次，以局部有酸胀感为度。

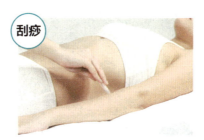

刮痧

用角刮法从上往下刮拭手三里穴30次，以出痧为度。

手三里——改善上肢痛无力

临床配伍经验	⊙ 病症：**喉痹不能言**	⊙ 病症：**急性腰扭伤**
	⊙ 配穴：温溜、曲池	⊙ 配穴：肾俞、委中
	⊙ 适宜疗法：刮痧	⊙ 适宜疗法：按摩
	⊙ 疗效贴士：利咽喉	⊙ 疗效贴士：通经活络

支沟

——调理便秘腹痛

♣ 浅谈支沟穴

支沟穴是手少阳三焦经的常用腧穴之一，为三焦经之经穴。便秘多因大肠的传导功能失常所致，常引起腹痛、腹胀等不适，更甚者容易诱发痔疮，导致肛周肿痛。刺激该穴能宣通三焦气机，通调水道，使三焦腑气畅通。当肠腑自调，则便秘得愈，疼痛不再，一身轻松如燕。

♣ 通络祛痛需知

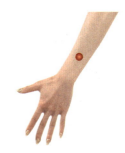

取穴

位于前臂背侧，当阳池与肘尖的连线上，腕背横纹上 3 寸，尺骨与桡骨之间。

主治

用于头面五官、心胸疾患等。如风热面赤、耳聋、耳鸣、目赤肿痛、口噤、咽肿、咳嗽、心绞痛、胸胁痛、胸膜炎、肩周炎、上肢瘫痪、呕吐、便秘、产后血晕、肘臂痛等。

操作

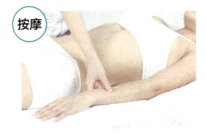

按摩

用拇指指腹揉按支沟穴 100 次，以局部有酸胀感为度。

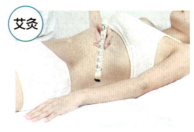

艾灸

用艾条温和灸法灸治支沟穴 10 分钟，以局部皮肤潮红为度。

临床配伍经验		
	⊙ 病症：**手指震颤**	⊙ 病症：**胁肋痛**
	⊙ 配穴：阳池、八邪	⊙ 配穴：章门
	⊙ 适宜疗法：艾灸	⊙ 适宜疗法：按摩
	⊙ 疗效贴士：行气活血	⊙ 疗效贴士：通络止痛

内关——胸、心、胃痛皆可调

♣ 浅谈内关穴

内关穴属手厥阴心包经，为心包经之络穴，联络三焦经，能调节三焦气机、活血止痛，亦为八脉交会穴，与分布于胸腹的阴维脉交会，因此内关穴对胸部、心脏以及胃部的止痛效果比较明显。诸痛痒疮，皆属于心，疼痛时揉捏本穴能安神止痛。

♣ 通络祛痛需知

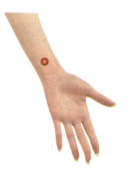

取穴

位于前臂掌侧，当曲泽与大陵的连线上，腕横纹上2寸，掌长肌腱与桡侧腕屈肌腱之间。

主治

用于心血管、神志及消化系统疾患等。如心痛、心悸、风湿性心脏病、心绞痛、心律失常、胃痛、神经性呕吐、肘臂挛痛、甲亢等。

操作

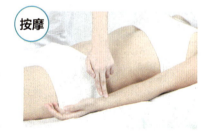

按摩

合并食指、中指，用两指指腹揉按内关穴100～200次，以局部有酸胀感为度。

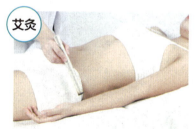

艾灸

用艾条温和灸法灸治内关穴10分钟，以出现循经感传现象为度。

临床配伍经验

⊙ 病症：**无脉症**	⊙ 病症：**心绞痛**
⊙ 配穴：太渊	⊙ 配穴：三阴交、合谷
⊙ 适宜疗法：艾灸	⊙ 适宜疗法：按摩
⊙ 疗效贴士：益心安神	⊙ 疗效贴士：益气行血

列缺

——头、项、臂三痛齐调

❧ 浅谈列缺穴

列缺穴为手太阴肺经之络穴。肺经不上头面，但列缺能治疗头项、颜面疾患。此穴直接联络手阳明大肠经，可通调两经经气，治疗两经病变。经常刺激列缺穴有宣肺解表、通经活络的作用，临床上主要用于配合治疗头、项及手臂疼痛等病症。

❧ 通络祛痛需知

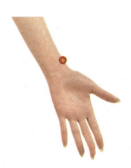

取穴

位于前臂桡侧缘，桡骨茎突上方，腕横纹上 1.5 寸，当肱桡肌与拇长展肌腱之间。

主治

用于外感、头项及肺系疾患等。如咽喉肿痛、落枕、头项强直痛、咳嗽、气喘、手腕无力等。现代多用于治疗感冒、神经性头痛、面神经麻痹等。

操作

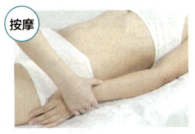

按摩

用拇指指腹揉按列缺穴 100 次，以出现循经感传现象为度。

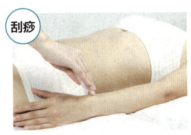

刮痧

用角刮法从上向下刮拭列缺穴 3 分钟，以出痧为度。

临床配伍经验		
	⊙ 病症：**感冒**	⊙ 病症：**咳喘**
	⊙ 配穴：风池、风门	⊙ 配穴：照海
	⊙ 适宜疗法：刮痧	⊙ 适宜疗法：按摩
	⊙ 疗效贴士：疏风	⊙ 疗效贴士：降气

♣ 浅谈太渊穴

太渊穴为手太阴肺经之腧穴，是手太阴肺经的母穴，"虚则补其母"，加上又是肺经之原穴，为肺经之原气流注之处，故此穴擅长补肺虚。穴居寸口，肺朝百脉，此穴又是八会穴之脉会，有调气血、通血脉、助心脉搏动之功，故可用于心脉瘀阻的心痛、心悸、无脉症。

♣ 通络祛痛需知

取穴

位于腕掌侧横纹桡侧，桡动脉搏动处。

主治

用于呼吸系统及心胸疾患等。如咳嗽、气喘、唾血、支气管炎、哮喘、百日咳、肺结核、胸闷、心痛、心悸、嗳气上逆、心绞痛、肋间神经痛、臂内廉痛、掌中热、无脉症、腕关节及周围软组织疾患等。

操作

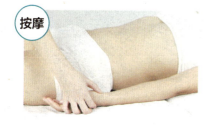

按摩

用拇指指腹按压太渊穴片刻，然后松开，反复5～10次，以局部有酸胀感为度。

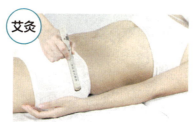

艾灸

用艾条温和灸法灸治太渊穴10分钟，以出现循经感传现象为度。

太渊——通调血脉解心痛

临床配伍经验

- ⊙ 病症：**气喘**
- ⊙ 配穴：列缺、孔最
- ⊙ 适宜疗法：按摩
- ⊙ 疗效贴士：理气

- ⊙ 病症：**无脉症**
- ⊙ 配穴：内关、冲阳
- ⊙ 适宜疗法：艾灸
- ⊙ 疗效贴士：益心通阳

合谷
——包揽面口诸痛

❧ 浅谈合谷穴

合谷穴为手阳明大肠经之原穴，长于疏解面齿之风邪、通调头面之经络，是治疗热病及头面五官各种疾患之要穴，各类面口疼痛均可刺激本穴。同时，本穴又为大肠经原气所输注之处，故可调节胃肠功能、缓解消化道诸痛。

❧ 通络祛痛需知

取穴

位于手背，第一、二掌骨间，当第二掌骨桡侧的中点处。

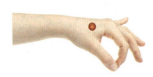

主治

用于外感时邪以及头面五官、胸肺、肠胃疾患等。如头痛、目赤肿痛、鼻塞、耳鸣、耳聋、齿痛、咽喉肿痛、咳嗽、气喘、腹痛等。现代多用于治疗感冒、面神经麻痹或痉挛、急慢性鼻炎、牙龈炎、高血压等。

操作

按摩

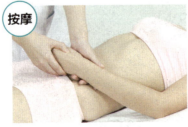

用拇指指尖用力掐揉合谷穴 100次，以局部有酸痛感为度。

刮痧

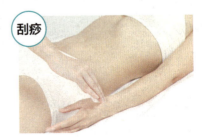

用角刮法从上而下刮拭合谷穴 30次，力度微重，以出痧为度。

临床配伍经验		
	⊙ 病症：**牙痛**	⊙ 病症：**高血压**
	⊙ 配穴：颊车、迎香	⊙ 配穴：太冲
	⊙ 适宜疗法：按摩	⊙ 适宜疗法：刮痧
	⊙ 疗效贴士：通经	⊙ 疗效贴士：平肝降压

♣ 浅谈后溪穴

后溪穴为手太阳小肠经之腧穴，又是八脉交会穴之一（通于督脉），能通经络、正脊柱。对于长期在电脑前工作或学习的朋友，每过1小时把双手后溪穴放在桌沿上来回滚动3~5分钟，可以缓解久坐带来的不良影响。另外，本穴位于手部，因其近治作用，还能治疗手掌疼痛。

♣ 通络祛痛需知

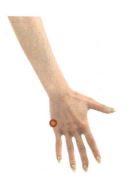

取穴

位于手掌尺侧，微握拳，当小指本节（第五掌指关节）后的远侧掌横纹头赤白肉际。

主治

用于头项、五官、心神及本经脉所过部位的疾患。如头项强痛、角弓反张、头晕目眩、头痛身热、目赤肿痛、耳鸣、耳聋、手肘五指痛等。

操作

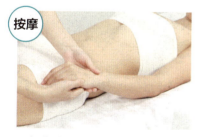

按摩

用拇指指尖掐按后溪穴1分钟，以局部有酸痛感为度。

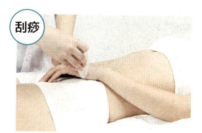

刮痧

用角刮法从上向下刮拭后溪穴3~5分钟，以局部皮肤发红为度。

后溪 —— 近祛手痛，远除头颈痛

临床配伍经验

⊙ 病症：**颈项强痛**	⊙ 病症：**耳鸣**
⊙ 配穴：天柱	⊙ 配穴：翳风、听宫
⊙ 适宜疗法：刮痧	⊙ 适宜疗法：按摩
⊙ 疗效贴士：通经活络	⊙ 疗效贴士：聪耳开窍

阳陵泉
——筋骨酸痛的要穴

❦ 浅谈阳陵泉穴

阳陵泉穴是足少阳胆经的常用穴位之一，八会穴之筋会，是筋气聚会之处。刺激该穴可疏肝利胆、舒筋活络，能够治疗腰腿痛、膝关节炎、坐骨神经痛等病症，换言之，有关筋骨的病症都可以找本穴，能够帮助患者从筋骨酸痛中解脱出来，恢复腰膝强健的状态。

❦ 通络祛痛需知

取穴

位于小腿外侧，当腓骨头的前下方凹陷处。

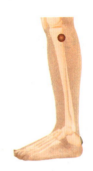

主治

用于胆、肝、下肢等疾患。如胁肋疼痛、头痛、腰痛、膝股疼痛、下肢麻木、脚胫酸痛、遗尿、颜面水肿等。现代多用于治疗肝炎、胆囊炎、胆道蛔虫症、高血压、肋间神经痛、坐骨神经痛、下肢疼痛等。

操作

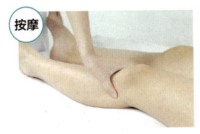

按摩

用拇指指腹揉按阳陵泉穴3~5分钟，以局部有酸胀感为度。

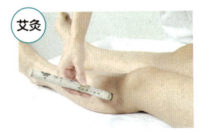

艾灸

用艾条温和灸法灸治阳陵泉穴10分钟，以出现循经感传现象为度。

临床配伍经验	
▷ 病症：**胁肋痛**	▷ 病症：**下肢痿痹**
▷ 配穴：阴陵泉、中脘	▷ 配穴：环跳、风市
▷ 适宜疗法：按摩	▷ 适宜疗法：艾灸
▷ 疗效贴士：和胃	▷ 疗效贴士：活血通络

♣ 浅谈委中穴

委中穴是足太阳膀胱经上的重要穴道之一，为膀胱经之合穴。体力劳动和久坐之人，腰背部常出现酸痛的情况。古有"腰背委中求"之语，刺激该穴可以治腰背疼痛，对一些下肢疾病也有缓解、治疗的作用。

♣ 通络祛痛需知

取 穴

位于腘横纹中点，当股二头肌腱与半腱肌肌腱的中间。

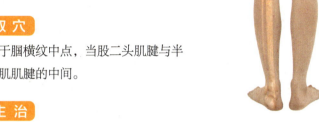

主 治

用于腰腿、肠胃及本经脉所过部位的疾患。如腰脊痛、风寒湿痹、半身不遂、丹毒、头痛、腋下肿痛、小腹肿痛等。现代多用于治疗急性腰扭伤、坐骨神经痛、急性肠胃炎、膝关节炎、下肢瘫痪等。

操 作

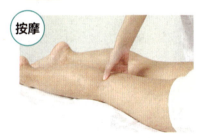

按摩

用拇指指腹揉按委中穴 100 次，以局部有酸胀感为度。

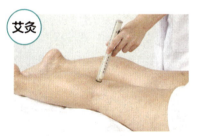

艾灸

用艾条温和灸法灸治委中穴 10 分钟，以患者感觉温热舒适为度。

委中
——调理腰背诸痛

临床配伍经验		
⊙ 病症：**腰腿痛**		⊙ 病症：**下肢痿痹**
⊙ 配穴：肾俞、腰阳关		⊙ 配穴：阳陵泉、悬钟
⊙ 适宜疗法：按摩		⊙ 适宜疗法：艾灸
⊙ 疗效贴士：强腰舒筋		⊙ 疗效贴士：补髓强筋

足三里

——调和肚腹疼痛

♣ 浅谈足三里穴

足三里穴是足阳明胃经的主要穴位之一，为胃经之合穴，是所有穴位中最具养生保健价值的穴位，同时也是调理肠胃功能的保健要穴，但凡肠胃问题引起的肚腹疼痛，均可刺激本穴来缓解，所以有"肚腹三里留"的说法。本穴还能缓解膝腿疼痛，让双腿变得比较有力。

♣ 通络祛痛需知

取穴

位于小腿前外侧，当犊鼻下3寸，距胫骨前缘一横指（中指）。

主治

用于脾胃、心神、胸肺、少腹、下肢等疾患。如脘腹胀满、胃脘痛、便秘、头晕、中风、咳嗽、颈项肿痛、痛经、产后腰痛、膝痛、足胫酸痛等。现代多用以治疗急慢性胃炎、神经性头痛、高血压、下肢萎缩等。

操 作

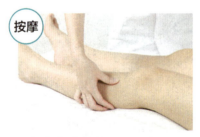

按摩
用拇指指腹推按足三里穴1～3分钟，以局部皮肤发红为度。

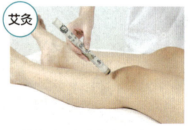

艾灸
用艾条温和灸法灸治足三里穴10分钟，以出现循经感传现象为度。

临床配伍经验	
▷ 病症：**胃脘痛**	▷ 病症：**腹泻**
▷ 配穴：中脘、内关	▷ 配穴：脾俞、气海
▷ 适宜疗法：按摩	▷ 适宜疗法：艾灸
▷ 疗效贴士：和胃降逆	▷ 疗效贴士：温阳散寒

♣ 浅谈承山穴

　　承山穴是足太阳膀胱经的常用腧穴之一，所在的位置相当于"筋、骨、肉"的一个交点，是最直接的受力点。经常穿高跟鞋的女性或久站、缺钙、腿部受寒的人，容易出现小腿抽筋的状况，发作时疼痛难忍。按压承山穴能有效解痉止痛，对痔疮引起的肛周疼痛也有治疗功效。

♣ 通络祛痛需知

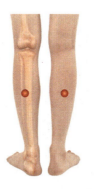

承山
——止抽筋疼痛

取穴

位于小腿后面正中，委中与昆仑之间，当伸直小腿或足跟上提时腓肠肌肌腹下出现尖角凹陷处。

主治

用于腰腿及肛门等疾患。如腰脊痛、膝下肿、下肢酸重、脚跟急痛、脚弱无力、腹痛等。现代多用于治疗腓肠肌痉挛、坐骨神经痛等。

操作

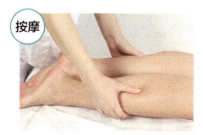

按摩

用拇指指腹揉按承山穴 100 次，以出现循经感传现象为度。

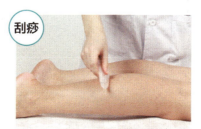

刮痧

用面刮法刮拭承山穴 2 分钟，以局部有酸痛感为度。

临床配伍经验	⊙ 病症：**下肢痿痹**	⊙ 病症：**便秘**
	⊙ 配穴：环跳、阳陵泉	⊙ 配穴：大肠俞、秩边
	⊙ 适宜疗法：按摩	⊙ 适宜疗法：刮痧
	⊙ 疗效贴士：舒筋	⊙ 疗效贴士：理气清热

三阴交

—— 善调女性经痛

♣ 浅谈三阴交穴

三阴交穴属足太阴脾经，十总穴之一，指的是三条阴经——足太阴脾经、足少阴肾经、足厥阴肝经的交会处，它主要调理下焦，也就是肚脐以下的部位，其中对治疗女性经痛特别有效，还可安神、帮助睡眠，是让女性青春永驻的首选穴位。

♣ 通络祛痛需知

取 穴

位于小腿内侧，当足内踝尖上 3 寸，胫骨内侧缘后方。

主 治

用于脾胃、肝肾及本经脉所过部位的疾患。如呕吐、胸腹胀满、腹痛肠鸣、黄疸、水肿、月经不调、经闭、带下、血崩、阴茎痛、小便不利等。现代多用于治疗功能性子宫出血、子宫下垂、肾炎、尿潴留等。

操 作

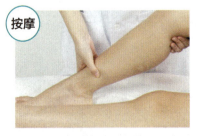

按摩

用拇指指腹揉按三阴交穴100次，以局部有酸胀感为度。

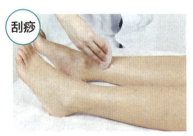

刮痧

用角刮法刮拭三阴交穴30次，力度适中，以出痧为度。

临床配伍经验	⊙ 病症：**月经不调**	⊙ 病症：**急性肠炎**
	⊙ 配穴：中极、天枢	⊙ 配穴：天枢、合谷
	⊙ 适宜疗法：按摩	⊙ 适宜疗法：刮痧
	⊙ 疗效贴士：疏肝理气	⊙ 疗效贴士：清热除湿

❧ 浅谈悬钟穴

悬钟穴别名绝骨，属足少阳胆经，八会穴之髓会。该穴专管人体周身骨髓的会聚，会聚得宜则筋骨强健，稍有瘀阻则疼痛滋生。因"髓生血"，故本穴有较强的疏通经络、行气活血的功能，能调理周身诸痛，还能降低血压。

❧ 通络祛痛需知

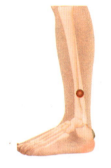

取穴

位于小腿外侧，当外踝尖上3寸，腓骨前缘。

主治

用于头项、胸胁及本经脉所过部位的疾患。如偏头痛、颈项强、胁肋疼痛、四肢关节酸痛、半身不遂、筋骨挛痛、跟骨痛等。现代多用于治疗落枕、偏头痛、肋间神经痛、坐骨神经痛、踝关节痛等。

操作

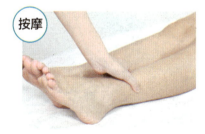

按摩

用拇指指腹揉按悬钟穴3～5分钟，以局部有酸胀感为度。

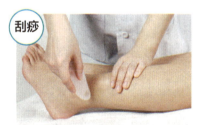

刮痧

用角刮法刮拭悬钟穴3分钟，力度适中，稍出痧即可。

悬钟

——周身疼痛皆可调

临床配伍经验	⊙ 病症：**腰腿痛**	⊙ 病症：**颈项强痛**
	⊙ 配穴：肾俞、膝关	⊙ 配穴：风池、后溪
	⊙ 适宜疗法：刮痧	⊙ 适宜疗法：按摩
	⊙ 疗效贴士：祛风湿	⊙ 疗效贴士：祛风活络

昆仑
——缓解足跟痛

❖ 浅谈昆仑穴

昆仑穴属足太阳膀胱经，为膀胱经之经穴。足跟是人体负重的主要部分，足跟痛最常见于久站，尤其是经常穿高跟鞋的女性。经常刺激昆仑穴，能增强下肢肌肉力量，以缓解足跟痛的症状。

❖ 通络祛痛需知

取穴

位于足部外踝后方，当外踝尖与跟腱之间的凹陷处。

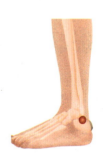

主治

用于头项、腰腿、膝胫等疾患。如头痛目眩、目赤肿痛、齿痛颊肿、项背强痛、腰痛如折、腿股疼痛、腘筋挛急等。现代多用于治疗神经性头痛、坐骨神经痛、腰部软组织损伤、下肢瘫痪等。

操作

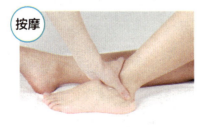

按摩

用拇指指腹揉按昆仑穴 100 次，以局部有酸胀感为度。

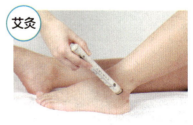

艾灸

用艾条温和灸法灸治昆仑穴 10 分钟，以局部皮肤潮红为度。

临床配伍经验

▷ 病症：**下肢瘫痪**	▷ 病症：**头痛**
▷ 配穴：风市、阳陵泉	▷ 配穴：风池、后溪
▷ 适宜疗法：艾灸	▷ 适宜疗法：按摩
▷ 疗效贴士：舒筋	▷ 疗效贴士：清头目

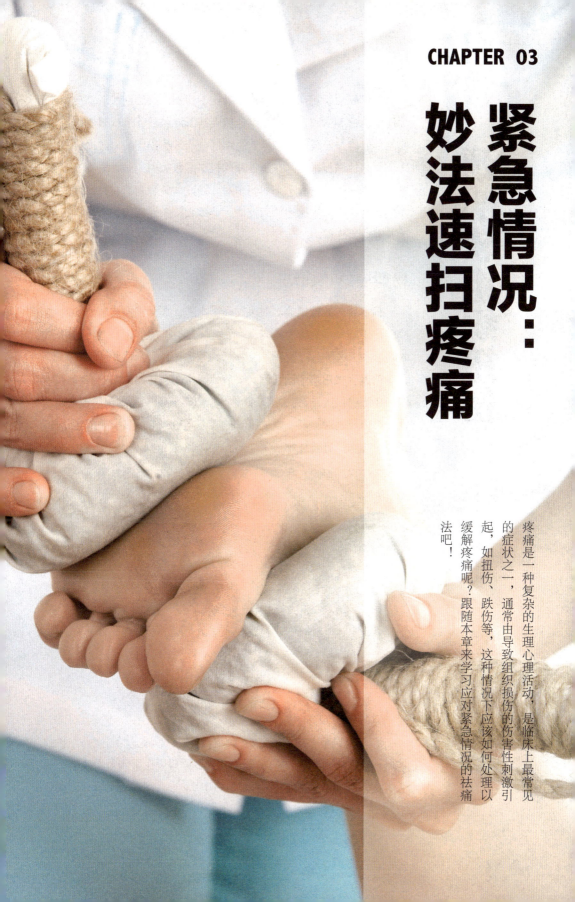

CHAPTER 03

紧急情况：妙法速扫疼痛

疼痛是一种复杂的生理心理活动，是临床上最常见的症状之一，通常由导致组织损伤的伤害性刺激引起，如扭伤、跌伤等，这种情况下应该如何处理以缓解疼痛呢？跟随本章来学习应对紧急情况的祛痛法吧！

颈部软组织扭伤

颈部软组织扭伤一般是由于外伤、扭挫、突然回头或扛重物使颈部过度侧弯等等所致，造成颈部肌肉无准备地强烈收缩或过度牵拉，形成颈部肌肉、筋膜、韧带等软组织部分撕裂或损伤。有时也将这类损伤称为急性颈部扭伤。在急性颈部扭伤的致病原因中，有相当一部分发生在高速行驶的汽车突然刹车时。在汽车紧急刹车时，惯性的作用使乘车者头颈部快速地前后摆动，造成颈部急性软组织损伤，而且伤情一般较为严重。

物理应急止痛法

有水肿先冰敷镇痛。如果发生了水肿，那就首先找些冰块或冰棍冷敷在伤处，尽量减少疼痛，因为冰块具有镇痛作用，然后利用这段时间赶紧上医院进行检查，因为很多情况肉眼是看不到的。

普通轻微扭伤活动颈部。一般的扭伤在刚开始的时候特别疼，可能存在颈椎损伤，应先去医院确诊，以确保万无一失。如果说没有出血，也没有出现水肿，那基本就没有什么大问题，平时多揉按或活动一下颈部，基本就可以缓解。

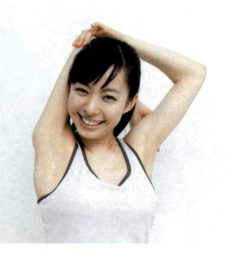

01 前后屈伸　向前低头至最大限度，并保持 3～5 秒，然后缓慢平稳地抬起头来；再向后背伸，双目远望天空，到最大限度并保持 3～5 秒，然后回位。如此 3～5 次。这是颈部运动放松的第一步。

02 向前过伸
均匀用力，使头部向前过度伸直，如笼中小鸡伸出脖子食笼外小米状，当伸到最大位置，并保持 3～5 秒，然后平稳缓慢的缩回。如此 3～5 次。

03 侧向偏头
头颈部向左侧弯曲偏头到最大限度，并保持 3～5 秒，然后缓慢平稳地竖起头来，再转向右侧，到最大限度并保持 3～5 秒，然后回位。如此 3～5 次。

04 回头望月
头部由前下逐渐回头旋转向左侧后上远望，到最大限度，并保持 3～5 秒后回位；然后再向另一侧望到最大限度，保持 3～5 秒后回位。如此 3～5 次。

05 摇头晃脑
经过以上几个步骤，头颈肩部肌肉韧带已基本放松，这时可以进行摇头运动。先顺时针方向旋转摇头 3～5 次，再逆时针方向同法旋转摇头 3～5 次。

指压应急止痛法

先指压胸锁乳突肌后面的天牖穴，指压疼痛的地方后，同时指压相对的另一侧，接着再刺激肩胛骨的肩中俞穴，可使脖子渐渐轻松转动。

[**用拇指指压疼痛侧的**
天牖穴
力度：中　节奏：慢　次数：5]

[**疼痛厉害时先冰敷再指压**
肩中俞穴
力度：强　节奏：中　次数：3]

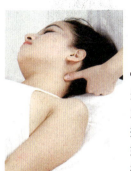

➡ 手法
先找到疼痛侧的天牖穴，用拇指指腹以搓揉方式按摩肌肉，最好能配合呼吸来进行，会更具成效。

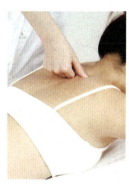

➡ 手法
将拇指置于肩中俞穴上，用指端以稍强的力道来按压。当疼痛严重时，应先冰敷 3 分钟，再指压。

TOP 02

急性腰扭伤

因活动失衡而致的腰部肌肉、韧带、筋膜、椎间小关节的损伤，称为急性腰扭伤，亦称"闪腰岔气"。急性腰扭伤多发生于腰骶、骶髂关节、椎间关节或两侧骶棘肌等部位，且程度轻重不一，其中严重者可卧床不起。一般的腰部扭伤虽可起床下地活动，但由于患侧肌纤维痉挛而使患者胸腰段及腰椎前凸消失，并呈现向患侧屈曲的被迫体位。这实际上是机体的防御性反射动作，以保护患侧肌群免受拉力的继续作用。

祖国医学认为导致腰痛的病因是外伤劳损、外感风寒湿热，并与脏腑经络有密切关系。认为腰痛除可受不同程度的外力引起外，与肾虚、外感风寒湿热有密切关系。在辨证施治时应重视气血损伤、风寒湿邪和肾气内虚等方面。

物理应急止痛法

发生急性腰扭伤后，先在 1 ~ 2 天内用冷毛巾做腰部湿敷，使破裂的小血管收缩止血，然后改用热毛巾湿敷，促进血肿吸收，再采取以下方法治疗：

01 卧床休息 急性腰扭伤后，卧床休息是最基本的治疗。卧床休息不仅有利于解除腰肌痉挛，减少活动还可减轻疼痛，而且有利于促进损伤组织的修复和愈合。床铺以加有 10 厘米厚棉垫的硬板床为佳，自由体位，以不痛或轻痛为宜。

02 悬吊牵引 患者站在单杠或门框架下的矮凳上，双手高举握住单杠的横杠，双足离凳，上肢、躯干和下肢放松，利用身体重量悬吊牵引腰部。每天 3 ~ 5 次，结束时足踏凳下。

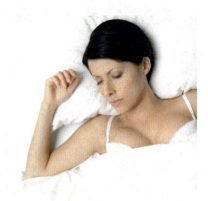

03 伸腰牵引

患者仰卧床上，若为单侧腰痛者，痛侧的髋、膝关节屈曲，然后借惯力猛力伸直下肢，以此来牵拉腰部；若是双侧腰痛者，可交替进行。每天3～5次。

04 按摩牵拉

以手掌或鱼际轻拍患者腰部，然后使患者仰卧，一人立于头部，双手放于患者腹部，另一人握住双脚，一齐对抗牵拉约1分钟。重复2～3次。

05 抱膝滚腰

患者仰卧床上，首先屈曲膝盖，接着缓慢抬起双下肢，屈曲髋部，双手相扣抱于膝关节的下方，头部尽量向双膝靠拢，使脊柱向背部后凸，利用自身的力量，做摆椅式的滚动，开始时因腰肌比较板硬，但滚动1～2分钟后，腰肌痉挛即可得到缓解，疼痛也会有所减轻，之后可加大动作幅度滚动3～5分钟，此法特别适用于年老体弱者。

指压应急止痛法

通常腰部扭伤后会出现剧烈的疼痛，这时再指压腰部穴位可能会痛上加痛。所以，此时应求助于腰部之外的穴位，如承山、解溪。

以双手抓捏小腿的方式用拇指来刺激 承山穴

力度：强	节奏：慢	次数：5

以刺激肌腱为目的指压脚踝的 解溪穴

力度：强	节奏：中	次数：5

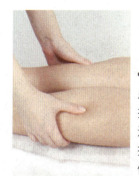

➡ **手法**
患者俯卧，伸直双腿，指压者先对患者腿部进行抓捏，继而将拇指置于承山穴之上，做指压。

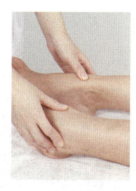

➡ **手法**
患者转为仰卧姿势，指压脚踝中央的解溪穴，如果感觉到刺激扩张到肌腱，则表示治疗已成功一半。

TOP 03

膝关节软组织损伤

软组织损伤是指各种急性外伤或慢性劳损以及自己疾病病理等原因造成的人体的皮肤、皮下浅深筋膜、肌肉、肌腱、腱鞘、韧带、关节囊、滑膜囊、椎间盘、周围神经血管等组织的病理损害。膝关节是人体各种活动中负荷较大的关节之一，所以受伤的机会也较多。膝关节软组织损伤主要是因跌打磕碰所致，与平时的活动有关，当做剧烈的活动时就容易受到损伤。症见局部肿胀、压痛、瘀血、膝关节活动受限、断损处压痛，可触到凹陷并可闻及骨声。

物理应急止痛法

如果是开放性膝关节软组织损伤，即我们所说的破皮了，应该首先对膝关节进行止血、清创及保护伤口预防感染，可以使用红药水或是紫药水涂抹患处。

如果是急性闭合型膝关节软组织损伤，应该对膝关节进行防肿、镇痛、制动和缓解炎症反应，严禁热疗。首先是进行冷敷，一般是冷敷 24 小时，期间不要揉膝盖，否则会使膝盖肿大，冷敷之后也不要涂抹正骨水，以免加重伤情，24 小时之后可以涂抹药品。24 小时之后，坚持用热毛巾做按摩和热敷，每天两次，每次坚持至少 15 分钟，坚持热敷一个星期就能取得不错的效果。另外，受伤后应该避免剧烈的活动，注意休息，应该加强保暖，避免着凉和受潮，购买一些云南白药或者是药酒，对处理像膝盖碰伤这种情况很有效果。膝盖受伤之后，多吃一些瘦肉增加营养，待疼痛好转之后可坚持做一些保健运动。

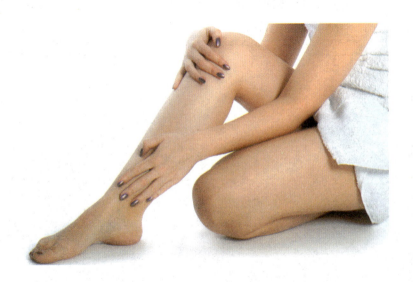

01 仰卧屈膝

患者仰卧位，双手将一侧膝关节弯曲，尽量贴至胸部，固定5～10秒，然后伸直腿，再练另一侧腿。一左一右为一次，重复10～20次。

02 拍打下肢

端坐在椅子上，双膝屈曲，双脚面自然触地，双下肢尽量放松，用手半握拳，拍打大腿和小腿的内侧、前侧、外侧，膝盖周围。每侧拍打30～50次。

03 快蹲慢起

自然站立，两脚分开与肩同宽，双手自然下垂，身体自然下蹲，上肢抬起与上身垂直，大腿与地面相平，略加停顿，然后慢慢起来，还原。重复10～20次。

04 小蹲马步

身体自然站立，两脚分开与肩同宽，双手自然下垂，膝关节缓慢地向下弯曲，身体向下呈小半蹲马步姿势，一次蹲10～20分钟。

指压应急止痛法

膝盖内侧的穴位是属于平时活动较难刺激到的地方，所以，指压此处的穴位，效果会更显著，如曲泉穴、阴陵泉穴。

用拇指指压膝关节处的
曲泉穴
| 力度：中 | 节奏：中 | 次数：5 |

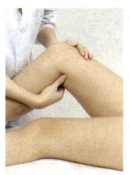

➡ **手法**
患者仰卧，自然屈曲患肢，指压者一手扶住患者膝盖，另一手拇指指腹置于曲泉穴处进行按压。

用拇指往膝盖方向施力轻压
阴陵泉穴
| 力度：中 | 节奏：中 | 次数：3 |

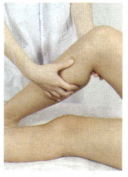

➡ **手法**
患者仰卧屈膝，指压者一手固定膝盖，另一手的拇指指腹置于阴陵泉穴处往膝盖的方向进行指压。

小腿抽筋

抽筋学名为肌肉痉挛，是指肌肉突然、不自主的强直收缩的现象，会造成肌肉僵硬、疼痛难忍。人们常见的腿抽筋其实是小腿肌肉痉挛，表现为小腿肌肉比如腓肠肌突然变得很硬，疼痛难忍，可持续几秒到数十秒之久，常见原因主要有寒冷刺激、肌肉连续收缩过快、出汗过多、疲劳过度和缺钙。

物理应急止痛法

运动过于激烈时抽筋的处理： 急剧运动时腓肠肌突然觉得疼痛、抽筋时，要马上抓紧脚趾，慢慢地伸直腿部，待疼痛消失时进行按摩。

游泳时抽筋的处理： 在游泳时出现小腿抽筋，一定不要慌张，先深吸一口气，把头潜入水中，然后像海蜇一样，使背部浮在水面，用抽筋小腿对侧的手，握住抽筋腿的脚趾，用力向上拉，同时用同侧的手掌压在抽筋小腿的膝关节上，帮助小腿伸直。一次不行的话，可反复几次，肌肉就会慢慢松弛而恢复原状。如果逞强上岸，往往会适得其反而溺水。所以，在游泳时即使不发生抽筋，也要反复练习这种急救方法。

如果是半夜睡觉出现小腿抽筋，可以按照下面的方法做：

01 绷直脚部 当发生抽筋时，尽量把抽筋的脚用力绷直，使五根脚趾向上，然后身体前倾，努力用双手拉伸抽筋脚的大脚趾，腿不要打弯，否则不会起效果。这样用力拉，坚持一两分钟，抽筋的症状就会消失。

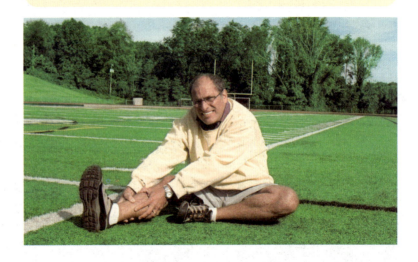

02 脚掌相对 当身边人发生抽筋时，可以坐在其对面，双手拉在一起，用自己的脚与其抽筋腿的脚相对，然后用力地压对方的脚趾。让对方抽筋的腿保持伸直。

03 快速拉筋 抽筋的时候，千万不要把腿弯曲或者是蜷起来，否则会更疼。最好的办法就是快速拉筋，把筋拉回到原来的位置上，疼痛自然就停止了。

04 往后弯腿 抽筋的时候，可以用没有抽筋的腿单足站立，然后把抽筋的腿往后弯过来，靠向大腿处，接着用双手在身体后面抓住足部，用力往上拉。

05 单足弹跳 当腿抽筋时，忍着疼痛，用抽筋的脚立于地上，另一条腿弯起，然后把脚后跟往上提，人也随之往上拔高。但应注意，手一定要扶着东西，以免摔倒。

指压应急止痛法

刺激小腿上的筑宾穴、委中穴，即可使脚部的血液循环变好，这样小腿肌肉的痉挛疼痛自然会消失。

用拇指指端适当刺激	用拇指指腹指压
筑宾穴	**委中穴**
力度：强　节奏：中　次数：5	力度：强　节奏：中　次数：5

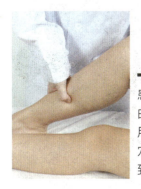

➡手法
患者仰卧，自然的屈曲患肢，小腿抽筋时用拇指指端指压筑宾穴，可使小腿肌肉得到放松。

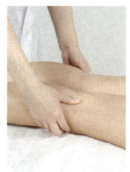

➡手法
指压委中穴时，患者采用俯卧的姿势，指压者伸直双臂用拇指指腹进行操作，持续指压至肌肉舒展为止。

踝关节扭伤

踝关节扭伤是运动损伤中发生率最高的，发生的原因大多是身体失去重心，落地时踩在别人的脚上或脚被绊倒时出现，或在高低不平的地面上，又缺乏自我保护的应变能力，都可能引起脚踝关节突然向内或向外翻转而发生脚踝扭伤，也就是我们平常说的"崴了脚"。脚踝扭伤后，轻者可导致踝关节韧带拉长、扭伤，在脚踝处出现瘀血、肿胀和疼痛；重者则会造成韧带撕裂，甚至发生踝关节骨折，此时伤者不但无法行走，而且疼痛难忍。

物理应急止痛法

抬高患肢，加压包扎。处理脚踝扭伤时，应立即停止运动，抬高受伤的脚，分辨伤势的轻重，进行加压包扎。抬高患肢可加快血液、淋巴液回流，使血液不会瘀积于血管损伤处。受伤者可在剧痛过后，以伤脚的脚尖作为支点，然后分别朝顺时针和逆时针的方向轻轻转动几圈。活动脚踝时虽然疼痛，但并不剧烈，大多是软组织损伤，受伤者可恢复行走，说明扭伤为轻度，可用伤湿止痛膏贴敷伤处或云南白药气雾剂喷涂，来减轻疼痛和促进受损组织的恢复，并用弹性包扎带或布条进行加压包扎，不可太松或太紧。

需要注意的是，如果脚扭伤后足踝活动时有剧痛，不能持重站立或挪步，按着疼的地方在骨头上，扭伤时有声响，伤后迅速肿胀，等等，说明可能扭伤到骨头，应立即去医院拍片诊治，以排除骨折的可能，得到有效、及时的治疗，以免耽误治疗的最佳时机。

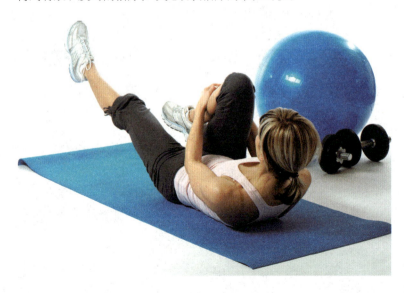

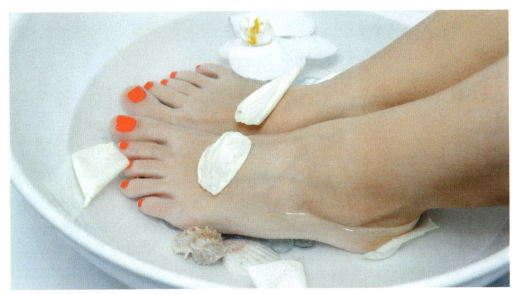

正确使用冷敷和热敷。脚踝扭伤之后要正确使用冷敷和热敷。冷敷和热敷都是物理疗法，作用却截然不同。血遇热而活，遇寒则凝，所以在受伤早期宜冷敷，以减少局部血肿；在出血停止以后再热敷，以加速消散伤处周围的瘀血。一般而言，受伤 24 小时后才开始用热敷。

扭伤初期，破裂的小血管在流血，可用冰袋或用冷水浸泡过的毛巾湿敷肿痛的踝关节。因为冷敷可使受伤部位的毛细血管收缩，使血流减缓，以防血管继续向外渗血或渗液，减少局部血肿，从而起到消肿、止痛的作用。有时没有冰块，就把受伤的脚放进装满水的桶或盆里进行冷敷。有人认为条件不够时可在水龙头下冲，对损伤处可起到暂时的"冷敷"作用，但其实也有不利的一面，因为水龙头流出的水有冲力，就会对损伤产生一定压力。

24 小时后，破裂血管流血停止，这时可用热水或热毛巾热敷患处，也可用加热的食醋浸泡受伤的脚踝（每天浸泡 2 ～ 3 次，每次浸泡 15 分钟）。这两种方法都能促进局部组织的血液循环，加快局部组织对瘀血和渗出液的吸收，促使扭伤处周围的瘀血消散，有利于受损组织的修复，之后可适当做一些踝关节的保健运动。

 01 旋转脚踝 一只脚站立，另一只脚旋转画圈，双脚交替进行，也可取坐立或仰卧位进行，最好是站立旋踝。每日一次或早晚各一次，每次 15 分钟左右。

02 拉伸回勾 取坐位，呼气时一脚着地，另一脚向前下方伸直，尽量伸展脚踝前端的肌肉和韧带，保持 1 分钟；吸气时脚尖回勾，保持 1 分钟。两脚交替，各做 10 次。

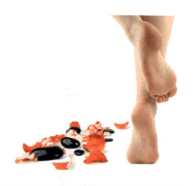

03 踮脚运动

用两只脚的脚尖前 1/3 着地，其余的 2/3 悬空站立，先踮起脚尖，再放下，然后再踮起，再放下。重复 10 次为一组，每日早、中、晚各一组。

04 脚趾夹石

在地面上放 10 个小鹅卵石，旁边放一个杯子，然后用你的脚趾把所有的鹅卵石夹到杯子里。成功夹起全部石头算一组，每只脚交替完成 2 组。

05 脚底拉伸

赤脚坐在椅子上，以跷二郎腿的姿势使受伤脚踝放松地放在另一条腿上，手握患肢脚趾，向后弯曲，这样可以拉伸脚底的组织，有利于恢复脚踝功能。

指压应急止痛法

脚踝扭伤时你可以抬高腿部请家人帮你按压。昆仑穴及丘墟穴都是治疗脚踝扭伤的特效穴位，任何人都能轻易找到。

以抬高腿部的姿势来刺激
昆仑穴
力度：中　节奏：慢　次数：5

用握住脚踝的方式以拇指刺激
丘墟穴
力度：中　节奏：慢　次数：5

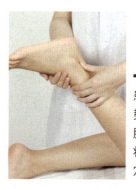

➡手法
患者采取俯卧的姿势，指压者握住患者脚背，自然抬起患肢，将拇指指腹置于昆仑穴处来做指压。

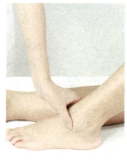

➡手法
患者仰卧，指压者用拇指压住丘墟穴，用较强的力度按压，再立起指头朝踝关节方向用力下压。

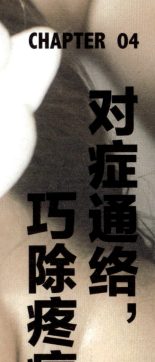

CHAPTER 04

对症通络，巧除疼痛

我们都知道「通经活络」，但具体怎么通、怎么活，恐怕还真不明白其中的奥妙。从中医的角度来说，人身上产生的各类疼痛都有其不同的证型，不可从一而论，通络得对症，才能收获奇效，搞清楚了证型，用对了方法，疼痛才能快速祛除。

头痛

——脑部清明是关键

头痛是临床常见的病症。痛感有轻有重，疼痛时间有长有短，形式也多种多样。常见的症状有胀痛、闷痛、撕裂样痛、针刺样痛，部分伴有血管搏动感及头部紧箍感，以及发热、恶心、呕吐、头晕、纳呆、肢体困重等症状。头痛的发病原因繁多，如神经痛、颅内病变、脑血管疾病、五官疾病等均可导致头痛。

中医诊断分型

❶ **外感风寒型：** 吹风受寒易诱发，痛连项背，恶风寒，口不渴。

❷ **外感风热型：** 头胀痛，恶风发热，面红耳赤，口渴，尿黄或便秘。

❸ **外感风湿型：** 头痛如被湿布裹住，肢体困重，小便不利，便溏。

❹ **肝阳上亢型：** 头痛伴有眩晕，心烦失眠，或兼胁痛，面红口苦。

❺ **气血亏虚型：** 发病缓慢，头痛昏重，心悸，乏力，面色苍白。

❻ **痰浊上扰型：** 头痛昏蒙，胸脘满闷，呕恶痰涎，舌体胖大。

❼ **气滞血瘀型：** 头痛经久不愈，痛处固定如锥刺，或有头外伤史。

中医治疗方案

药茶 ＋ 药膳 ＋ 按摩 ＋ 刮痧 ＋ 艾灸

例如风寒头痛
可以多食葱白、生姜，多饮红糖水等以发汗解表，亦可用艾灸疗法以帮助散寒发汗。

例如肝阳上亢头痛
可多食苦瓜、梨等寒凉食物以降肝火潜肝阳，外治法可用按摩、刮痧等，但不宜灸。

例如气血亏虚头痛
可以多食红枣，用黄芪泡茶或是口含均有不错的补中益气效果，外治法可用按摩补法。

例如痰浊上扰头痛
可食陈皮、半夏等制作的药膳来化痰除湿，外治法推荐按摩疗法。

头痛应急内治法

【气血虚弱型】黄芪红枣枸杞茶

本品具有益气养血的作用，适宜气血虚弱头痛者饮用。

原料 ｜ 黄芪 15 克，红枣 5 枚，枸杞 5 克

制作

①锅中注入适量清水，倒入黄芪、红枣，浸泡约 25 分钟，使之煮制时容易熟软。

②盖上盖，用大火煮开后转小火，续煮 20 分钟至药材有效成分析出。

③揭盖，放入枸杞，拌匀。

④盖上盖，稍煮一会儿至枸杞熟软。

⑤揭盖，关火后盛出煮好的药汤，装碗即可。

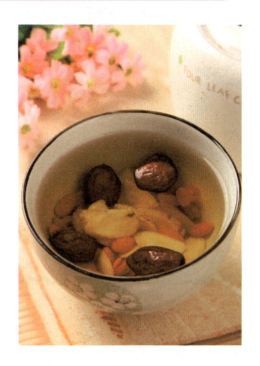

【痰浊上扰型】枳实白术茶

本品具有健脾化痰、行气除湿的作用，适宜痰浊上扰头痛者饮用。

原料 ｜ 枳实 10 克，白术 15 克

制作

①砂锅中注入适量清水烧热。

②倒入备好的枳实、白术。

③盖上盖，煮开后转小火煮 30 分钟至其析出有效成分。

④揭开盖，搅拌均匀。

⑤关火后盛出药茶，滤入杯中即可。

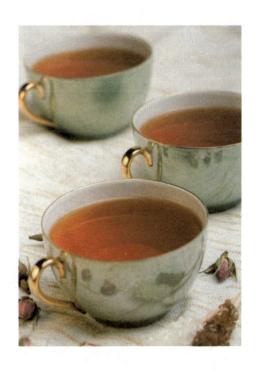

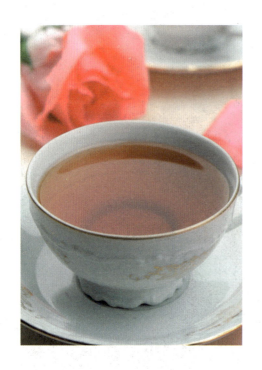

【气滞血瘀型】丹参红花陈皮饮

本品具有活血化瘀、行气化痰的作用，适宜气滞血瘀头痛者饮用。

原料 ｜ 陈皮 2 克，红花、丹参各 5 克

制作

①砂锅中注入适量的清水。

②倒入备好的红花、丹参、陈皮，拌匀。

③盖上盖，用大火煮开后转小火煮 10 分钟至药材析出有效成分。

④揭盖，搅拌片刻。

⑤关火后滤出煮好的药茶，装入杯中即可。

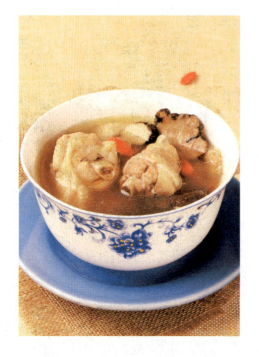

【气滞血瘀型】川芎黄芪红枣鸡汤

本品具有补中益气、行气活血的作用，适宜气滞血瘀头痛者饮用。

原料 ｜ 川芎 15 克，红枣、黄芪各 20 克，枸杞 12 克，香菇 30 克，土鸡块 200 克

调料 ｜ 盐 2 克

制作

①将川芎、红枣、黄芪、枸杞、香菇洗净泡发。

②锅中注水烧开，将土鸡块氽去血渍后捞出。

③砂锅注水，倒入土鸡块、川芎、红枣、黄芪、香菇，搅散。

④盖上盖，大火烧开后转小火煲煮至食材熟软。

⑤揭盖，放入枸杞、盐，略煮片刻后盛出即可。

头痛应急外治法

NO.1 按摩疗法

各类头痛均适宜。

对症基础穴　　百会　+　印堂　+　太阳　+　风池

加减配穴　　①风湿头痛加**头维、阴陵泉**。　　②气血亏虚型加**足三里**。
　　　　　　　　③肝阳上亢加**行间、涌泉**。　　④痰浊上扰加**丰隆**。

按摩方法

揉按百会穴

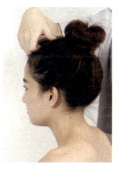

用拇指指腹揉按百会穴50次，以局部皮肤发热为度。

➡主治

可缓解头痛、偏头痛、乏力、脱肛、腹坠痛等病症。

揉按印堂穴

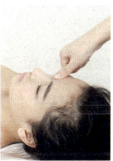

用拇指指腹揉按印堂穴50次，以局部皮肤潮红为度。

➡主治

可缓解前额痛、头痛、鼻炎、眩晕等病症。

摩揉太阳穴

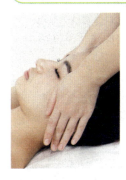

用手掌根部摩揉太阳穴1~3分钟，以局部皮肤潮红为度。

➡主治

可缓解头痛、偏头痛、视物模糊、神经衰弱等病症。

揉按风池穴

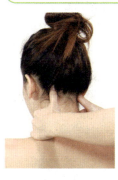

用拇指指腹揉按风池穴50次，以局部有酸胀感为度。

➡主治

可缓解感冒、头痛、鼻塞、颈椎病等病症。

刮痧疗法

外感风寒、外感风热、外感风湿、气滞血瘀效果好。

对症基础穴 　内关 ＋ 列缺 ＋ 合谷 ＋ 阳陵泉

加减配穴 　①风寒头痛加**风池**。　　②风湿头痛加**头维**。
　　　　　　　③风热头痛加**曲池**。　　④气滞血瘀加**三阴交**。

刮痧方法

面刮内关穴

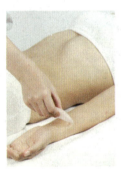

用面刮法由上至下刮拭内关穴 30 次，力度微重，速度适中，以出痧为度。

➡ **主治**
可缓解心烦失眠、目赤肿痛、头痛等病症。

面刮列缺穴

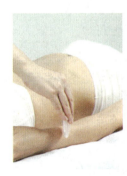

用面刮法由上至下刮拭列缺穴 30 次，力度微重，速度适中，以出痧为度。

➡ **主治**
可缓解手臂疼痛、落枕、头痛等病症。

角刮合谷穴

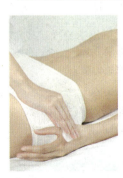

用角刮法由上至下刮拭合谷穴 30 次，力度微重，速度适中，以出痧为度。

➡ **主治**
可缓解牙痛、头痛、手痛等病症。

面刮阳陵泉穴

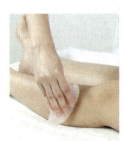

用面刮法由上至下刮拭阳陵泉穴 30 次，力度微重，速度适中，以出痧为度。

➡ **主治**
可缓解膝关节炎、下肢痿痹、头痛等病症。

艾灸疗法

NO.3

外感风寒、外感风湿、气血亏虚效果好。

对症基础穴	风池 + 百会 + 大椎 + 合谷
加减配穴	①风寒头痛加**风门**。　②气血亏虚加**足三里**。 ③风湿头痛加**阴陵泉**。

艾灸方法

回旋灸风池穴

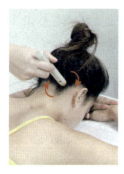

用艾条回旋灸法灸治风池穴 5 ~ 10 分钟，以患者感觉温热舒适而不灼烫为度。

➡主治
可缓解风寒感冒、颈部强痛、头痛等病症。

回旋灸百会穴

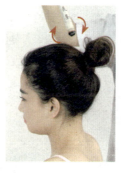

用艾条回旋灸法灸治百会穴 5 ~ 10 分钟，以局部皮肤潮红为度。

➡主治
可缓解头痛、偏头痛、神疲乏力等病症。

温和灸大椎穴

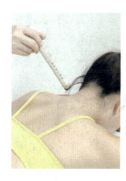

用艾条温和灸法灸治大椎穴 5 ~ 10 分钟，以局部皮肤潮红为度。

➡主治
可缓解颈背疼痛、头痛、落枕等病症。

温和灸合谷穴

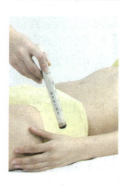

用艾条温和灸法灸治合谷穴 5 ~ 10 分钟，以局部皮肤潮红为度。

➡主治
可缓解头痛、偏头痛、三叉神经痛等病症。

三叉神经痛——难忍的阵发性剧痛

三叉神经痛是最常见的脑神经疾病，多发生于中老年人，右侧头面部多于左侧。主要特点是：发病骤发、骤停，呈刀割样或烧灼样、顽固性、难以忍受的剧烈性疼痛。说话、洗脸、刷牙、微风拂面，甚至走路都会导致阵发性剧烈疼痛。疼痛历时数秒或数分钟，疼痛呈周期性发作，发作间歇期同常人一样。

中医诊断分型

❶ **风寒外袭型：** 常因感风寒而发作或加重，痛时面肌有紧缩感，呈阵发性短暂抽搐样剧痛，局部喜热敷，口不渴。

❷ **胃火上攻型：** 面颊呈阵发性剧痛，遇热诱发，痛如火燎，口臭，烦躁不安，口渴喜饮，大便干结，小便赤黄，或有胃脘隐痛。

❸ **肝火上炎型：** 患侧频发电击样疼痛，痛时面红目赤，易怒，胁肋作胀，口苦；如为虚火上炎，则剧痛午后加重，烦热失眠。

❹ **痰瘀阻络型：** 疼痛经久不愈，时作时止，剧痛时如锥刺刀割，胸闷，呕吐痰涎，便溏。

中医治疗方案

药膳 + 药茶 + 按摩 + 艾灸

风寒外袭型三叉神经痛
可用麻黄、桂枝、甘草等药材煎茶饮用来发散风寒，还能用艾灸疗法来发汗，透邪外出。

胃火上攻型三叉神经痛
可多食清泻胃火的食物，黄瓜、苦瓜、西瓜等蔬果，外治法可选用刮痧、按摩，但不适宜灸法。

肝火上炎型三叉神经痛
同样不适宜使用灸法，否则易加重病情，可选择按摩或者刮痧疗法。

痰瘀阻络型三叉神经痛
选用外治法时需要考虑患者本身有无出现热象，如果有，则亦不适合使用艾灸疗法。

三叉神经痛应急内治法

【风寒外袭型】天麻川芎白芷鲢鱼汤

本品具有祛风散寒、止痛的作用，适宜风寒外袭三叉神经痛者应急饮用。

原料 | 鲢鱼头 300 克，黑豆 100 克，桂圆肉 15 克，枸杞 12 克，红枣 30 克，天麻、川芎、白芷、姜片、葱段各少许

调料 | 盐 3 克，食用油适量

制作

①用油起锅，将鲢鱼头煎两面断生，撒上姜片。

②倒入葱段、清水、黑豆、川芎、天麻和白芷。

③倒入洗净的红枣、桂圆肉和枸杞，大火煮沸。

④盖上盖，转小火煮约 50 分钟，至食材熟透。

⑤揭盖，加入盐，拌匀调味后盛入煲中即可。

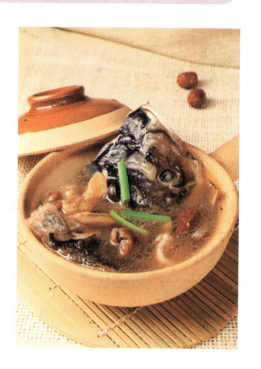

【肝火上炎型】夏枯草蒲公英茶

本品具有泻肝降火、止痛的作用，适宜肝火上炎三叉神经痛者饮用。

原料 | 夏枯草 7 克，蒲公英 5 克

制作

①砂锅中注入适量的清水，大火烧热。

②倒入夏枯草、蒲公英，拌匀。

③盖上盖，烧开后用小火煮约 20 分钟，至药材析出有效成分。

④揭开盖，关火后盛出煮好的药茶，滤入杯中。

⑤趁热饮用即可。

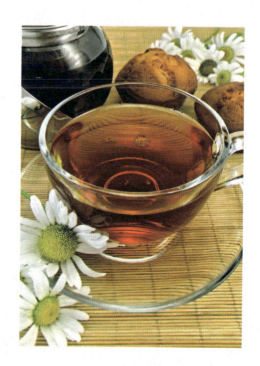

三叉神经痛应急外治法

按摩疗法

各类三叉神经痛均适宜。

对症基础穴 太阳 + 风池 + 合谷 + 内关

加减配穴 ①风寒外袭加**风府、大椎**。 ②肝火上炎加**太冲**。
③胃火上攻加**内庭**。 ④瘀瘀阻络加**丰隆、膈俞**。

按摩方法

揉按太阳穴

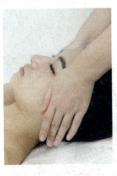

用手掌掌心适当用力揉按太阳穴30秒～1分钟，以局部皮肤温热为度。

➡ **主治**
可缓解头痛、面痛等病症。

点按风池穴

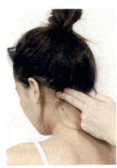

将食指、中指并拢，用指腹点按风池穴2分钟，以局部有酸胀感为度。

➡ **主治**
可缓解三叉神经痛及其引起的头痛、面目肿痛等病症。

掐揉合谷穴

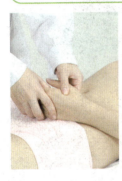

将拇指指尖放在合谷穴上，以顺时针方向由轻渐重地掐揉30秒～1分钟。

➡ **主治**
可缓解目赤肿痛、口臭、牙龈肿痛等病症。

按压内关穴

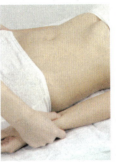

用拇指指尖用力按压内关穴30秒～1分钟，双手同时进行。

➡ **主治**
可缓解三叉神经痛及其引起的失眠、烦躁易怒等病症。

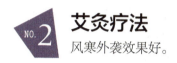

NO.2 艾灸疗法

风寒外袭效果好。

对症基础穴 颧髎 + 翳风 + 风池 + 大椎

加减配穴 风寒外袭加**风门、下关、地仓**。

艾灸方法

回旋灸颧髎穴

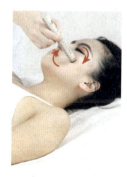

用艾条回旋灸法灸治颧髎穴 15 分钟，以局部皮肤有热感而不灼烫为度。

➡主治
可缓解面神经痉挛、面瘫、面赤、牙痛、眼睑跳动等病症。

悬灸翳风穴

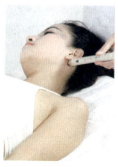

用艾条悬灸法灸治翳风穴 10 ~ 15 分钟，以局部皮肤潮红为度。

➡主治
可缓解面瘫、牙床急痛、耳聋、耳鸣、面神经麻痹等病症。

悬灸风池穴

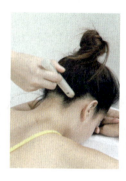

用艾条悬灸法灸治风池穴 10 ~ 15 分钟，以局部皮肤温热舒适为度。

➡主治
可缓解目赤肿痛、迎风流泪、雀目、青盲、面肿、口蜗等病症。

温和灸大椎穴

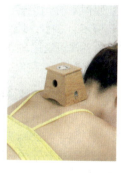

点燃艾灸盒置于大椎穴上，灸治 10 ~ 15 分钟，以局部皮肤温热舒适为度。

➡主治
可缓解恶寒发热、头项强痛、面部冷痛等病症。

颈椎病

——不仅仅是颈痛

颈椎病多因颈椎骨、椎间盘及其周围纤维结构损害，致使颈椎间隙变窄，关节囊松弛，内平衡失调。主要临床表现为头、颈、肩、臂、上胸背疼痛，或麻木、酸沉、放射性痛、头晕、无力，上肢及手感觉明显减退，部分患者有明显的肌肉萎缩症状。中医认为本病多因督脉受损，经络闭阻，或气血不足所致。

中医诊断分型

❶ **寒湿阻络型**：头痛或后枕部疼痛，颈僵，转侧不利，一侧或两侧肩臂及手指酸胀痛麻；或头疼牵涉至上背痛，肌肤冷湿，畏寒喜热，颈椎旁可触及软组织肿胀结节。

❷ **气血两虚夹瘀型**：头昏，眩晕，视物模糊或视物目痛，身软乏力，纳差，颈部酸痛或双肩疼痛。

❸ **气阴两虚夹瘀型**：眩晕反复发作，甚者一日数十次，即使卧床亦视物旋转，伴恶心、呕吐、身软乏力、行走失稳，或心悸、气短、烦躁易怒、咽干口苦、睡眠差多梦等。

中医治疗方案

药膳 ＋ 药茶 ＋ 按摩 ＋ 刮痧 ＋ 拔罐

寒湿阻络型颈椎病

平时可食用辣椒来散寒除湿，但不可多食，以免寒从热化；外治法可选用刮痧或是拔罐。

气血两虚夹瘀型颈椎病

平时不但要益气补血还需活血，食用当归制作药膳是比较好的方法，还可结合按摩疗法。

气阴两虚夹瘀型颈椎病

平时可适量食用红枣、银耳等滋阴益气之品制作的药膳；外治法方面，鉴于拔罐刺激较大，易耗气伤阴，不宜使用，可选择比较温和的按摩疗法，手法以补为主，刮痧疗法也可视有无热象来使用。

颈椎病应急内治法

【寒湿阻络型】独活煮鸡蛋

本品具有散寒除湿、通络止痛的作用，适宜寒湿阻络型颈椎病患者食用。

原料 | 独活 10 克，鸡蛋 2 个

制作

①砂锅中注入适量清水，放入备好的独活、鸡蛋。
②盖上盖，用大火煮开后转小火煮 20 分钟，至食材熟透。
③揭盖，捞出鸡蛋，把蛋壳稍微敲碎，将鸡蛋放回锅中。
④盖上盖，续煮 15 分钟至药材有效成分渗入到鸡蛋中。
⑤揭盖，捞出鸡蛋，待放凉后即可剥壳食用。

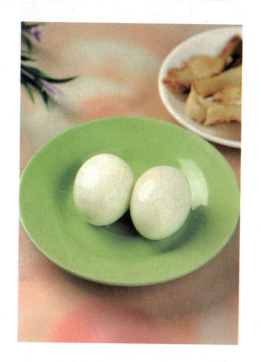

【气血两虚夹瘀型】鸡血藤黄芪红枣汤

本品具有益气、活血、通络的作用，适宜气血两虚夹瘀型颈椎病者饮用。

原料 | 鸡血藤 15 克，黄芪 10 克，红枣 20 克

制作

①砂锅中注入适量清水烧开。
②倒入备好的鸡血藤、黄芪、红枣。
③盖上盖，煮 20 分钟至药材析出有效成分。
④揭开盖，搅拌均匀。
⑤把煮好的药汁盛出，装入碗中，待稍微放凉后即可饮用。

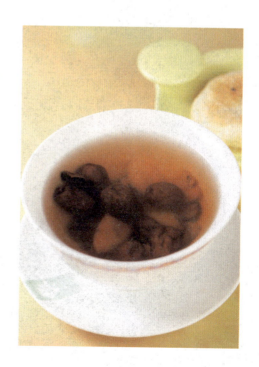

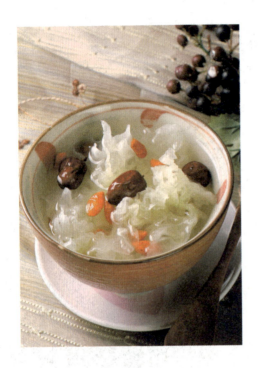

【气阴两虚夹瘀型】枸杞红枣莲子银耳羹

本品具有益气养阴、调气活血的作用，适宜气阴两虚夹瘀型者食用。

原料 ｜ 水发银耳30克，水发莲子25克，红枣15克，枸杞10克

调料 ｜ 冰糖适量

制作
①锅中倒入适量的清水烧开。
②倒入切好的银耳，再加入洗净的莲子、红枣。
③搅拌片刻，盖上锅盖，烧开后用中火煮30分钟至食材熟软。
④揭开锅盖，倒入备好的枸杞，稍煮一会儿。
⑤倒入冰糖，搅匀，煮至完全溶化后盛出即可。

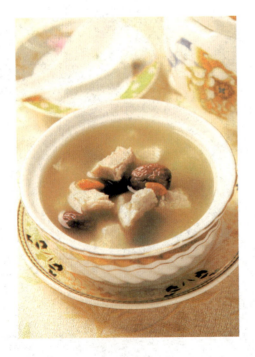

【气阴两虚夹瘀型】沙参红枣灵芝汤

本品具有养阴润燥、益气活血的作用，适宜气阴两虚夹瘀型者食用。

原料 ｜ 瘦肉260克，沙参、红枣、灵芝、枸杞各少许

调料 ｜ 盐、鸡粉各2克，料酒少许

制作
①洗净的瘦肉切丁，放入开水锅中汆片刻。
②砂锅注水烧开，倒入沙参、红枣、灵芝、枸杞、瘦肉丁，淋入少许料酒，拌匀。
③盖上盖，大火煮开转小火煮至析出有效成分。
④揭开砂锅盖，加入盐、鸡粉，稍稍搅拌至入味。
⑤关火后盛出煲好的汤，装入碗中即可。

颈椎病应急外治法

NO.1 按摩疗法
各类颈椎病均适宜。

对症基础穴 肩井 + 大椎 + 肩髃 + 肩贞

加减配穴
①寒湿阻络加**合谷、列缺**。 ②气阴两虚夹瘀加**三阴交**。
③气血两虚夹瘀加**足三里**。

按摩方法

捏揉肩井穴

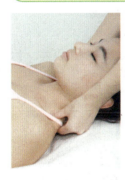

将拇指与食指、中指相对，捏揉肩井穴3分钟，以局部有酸胀感为度。

➡ **主治**
可缓解肩背疼痛、手臂不举、颈项强痛等病症。

揉按大椎穴

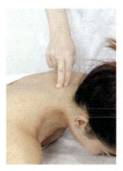

将食指、中指并拢，用指腹揉按大椎穴3～5分钟，以局部有酸胀感为度。

➡ **主治**
可缓解感冒、恶寒发热、头项强痛、疟疾、咳嗽等病症。

揉按肩髃穴

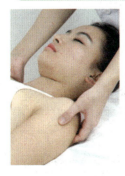

将拇指放于肩髃穴上，其余四指附于手臂上，揉按3分钟。

➡ **主治**
可缓解肩关节及周围软组织疾患、手臂挛急、颈痛等病症。

揉按肩贞穴

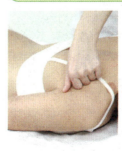

用拇指指腹揉按肩贞穴3分钟，以局部有酸胀感为度。

➡ **主治**
可缓解耳聋、耳鸣、颈椎病、肩胛疼痛、肩关节周围炎等病症。

刮痧疗法

寒湿阻络型、气阴两虚夹瘀型效果好。

| 对症基础穴 | 风池 + 肩髃 + 列缺 + 外关 |

加减配穴　①寒湿阻络加**风门、大椎**。
　　　　　②气阴两虚夹瘀加**脾俞、膈俞**。

刮痧方法

角刮风池穴

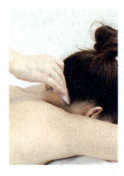

用角刮法由上到下刮拭风池穴30次，力度稍重，以出现红色或紫色痧点为度。

➡ **主治**
可缓解颈项强痛、头晕、目赤肿痛、迎风流泪、雀目等病症。

角刮肩髃穴

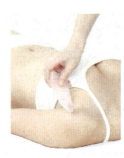

用角刮法刮拭肩髃穴30次，力度微重，以出痧为度。

➡ **主治**
可缓解颈背疼痛、手臂挛急、臂神经痛等病症。

角刮列缺穴

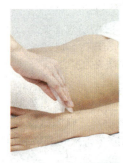

用刮痧板的角部从上往下刮拭列缺穴30次，力度由轻至重，以潮红发热为度。

➡ **主治**
可缓解热病烦心、咽喉肿痛、落枕、头项强痛、咳嗽等病症。

面刮外关穴

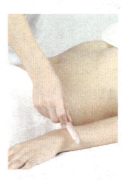

用刮痧板厚边着力于外关穴，吸附在皮肤表面不移动，施以旋转回环的连续刮拭动作1～3分钟。

➡ **主治**
可缓解目赤肿痛、胸胁痛、肩颈痛等病症。

NO.3

拔罐疗法

寒湿阻络效果好。

对症基础穴 　大椎　+　肩外俞　+　阿是穴　+　外关

加减配穴 　寒湿阻络加**大杼、天宗**。

拔罐方法

留罐大椎穴

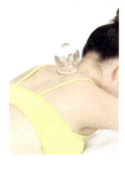

将火罐扣在大椎穴上，留罐10分钟，以局部皮肤潮红、充血为度。

➡ **主治**

可缓解头项强痛、疟疾、咳嗽、喘逆、胸背疼痛等病症。

留罐肩外俞穴

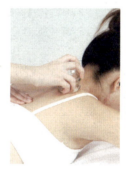

将火罐扣在肩外俞穴上，留罐10分钟，以局部皮肤充血为度。

➡ **主治**

可缓解肩背酸痛、肩胛神经痛、颈项强急、落枕等病症。

留罐阿是穴

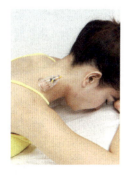

将气罐吸附在阿是穴上，留罐10分钟，以局部皮肤潮红、充血为度。

➡ **主治**

可缓解颈肩疼痛、落枕、背痛等病症。

留罐外关穴

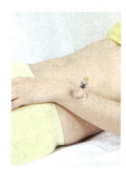

将气罐吸附在外关穴上，留罐10分钟，以局部皮肤潮红、充血为度。

➡ **主治**

可缓解伤风感冒、头痛发热、颈项强痛、鼻流清涕等病症。

落枕

——不完全是睡姿的错

落枕多因睡卧时体位不当，造成颈部肌肉损伤，或颈部感受风寒，或外伤致使经络不通、气血凝滞、筋脉拘急而成。临床主要表现为颈项部强直酸痛不适，不能转动自如，并向一侧歪斜，甚则疼痛累及患侧肩背及上肢。中医治疗落枕的方法很多，按摩、针灸、热敷等均有良好的效果，尤以按摩法为佳。

中医诊断分型

❶ **气滞血瘀型：**睡觉姿势不良或过度疲劳者，睡醒后突然颈部刺痛，转侧不灵，稍有活动疼痛加重，颈部有固定的压痛点。

❷ **风寒浸淫型：**颈项疼痛重着，疼痛多向一侧放射，有时伴有颈肩部麻木，或伴有恶寒发热、头痛、身体重着疼痛，有时有汗、有时无汗。

❸ **肝肾亏虚型：**身体衰弱或颈部疼痛久治未愈，颈肌麻木不仁，同时伴有腰部酸软无力、五心烦热、身体重着疼痛、畏寒肢冷、心悸气短。

中医治疗方案

药膳 + 按摩 + 刮痧 + 艾灸

气滞血瘀型落枕

一般是由于晚上睡觉处于不良姿势所致，可以采用按摩、刮痧等疗法，以通络止痛。

风寒浸淫型落枕

不仅要通经活络，还要驱风散寒，可用秦艽、威灵仙等中药材来煎茶饮用。

肝肾亏虚型落枕

属于虚证，饮食上可饮用或食用一些补益肝肾之品制作的药膳，如用杜仲、地黄等制作的药茶、药酒，平时取少许揉搓颈部也有不错的效果。

落枕应急内治法

【气滞血瘀型】当归田七炖鸡汤

本品具有活血化瘀、行气止痛的作用，适宜气滞血瘀落枕者饮用。

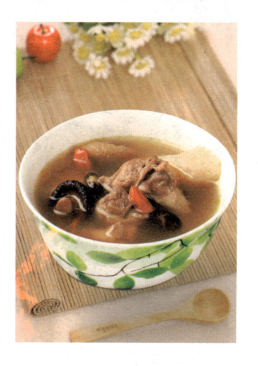

原料 | 当归 15 克，田七 12 克，山药 12 克，枸杞 10 克，香菇 30 克，鸡块 150 克

调料 | 盐 2 克

制作

①将香菇、当归、田七、山药、枸杞分别洗净泡发；鸡块洗净，氽去血渍。
②砂锅注水，倒入鸡块、香菇、当归、田七、山药。
③盖上盖，大火烧开后转小火煲煮至食材熟软。
④揭盖，倒入枸杞，煮至食材熟透，放入盐调味。
⑤关火后盛入碗中即可。

【风寒浸淫型】威灵仙桂圆薏米汤

本品具有祛风通络、散寒止痛的作用，适宜风寒侵袭型落枕者饮用。

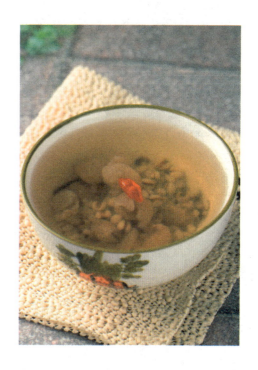

原料 | 威灵仙 10 克，桂圆肉 20 克，水发薏米 50 克

制作

①砂锅注水烧开，放入洗净的威灵仙。
②盖上盖，用小火煮约 20 分钟，至其析出有效成分。
③揭开盖，捞出药渣，倒入薏米、桂圆肉，搅匀。
④盖上盖，用小火煮 30 分钟，至食材熟透。
⑤关火后揭开盖，把煮好的汤料盛入碗中即可。

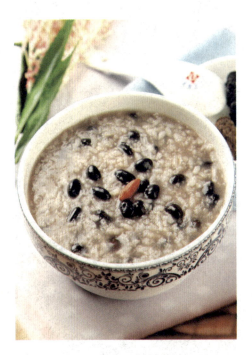

地黄牛膝黑豆粥

本品具有清热滋阴、补益肝肾的作用，适宜肝肾亏虚型落枕者食用。

原料 ┃ 水发大米100克，水发黑豆60克，
　　　　牛膝12克，生地黄、熟地黄各15克

制作
①备一干净药袋，装入牛膝、生地黄、熟地黄。
②砂锅注水，放入药袋，盖上盖，用大火煮开后转中火续煮15分钟，至析出药材有效成分。
③揭盖，取出药袋，放入大米、黑豆。
④盖上盖，用大火煮开后转小火煮至食材熟软。
⑤揭盖，搅拌一下，关火后盛出煮好的粥，装碗即可。

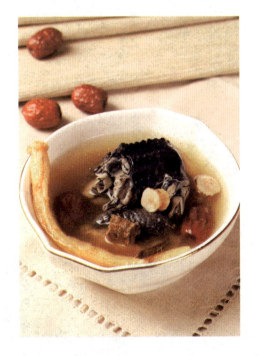

田七牛膝杜仲煲乌鸡

本品具有益肝肾、强筋骨、活血气的作用，适宜肝肾亏虚型落枕者食用。

原料 ┃ 乌鸡块300克，杜仲15克，红枣30克，
　　　　田七、牛膝、黄芪、党参各少许

调料 ┃ 盐2克

制作
①锅中注水烧开，将乌鸡块氽去血渍后捞出。
②砂锅注水烧热，倒入氽过水的乌鸡块，加入杜仲、红枣、田七、牛膝、黄芪、党参，拌匀。
③盖上盖，烧开后转小火煮至食材熟透。
④揭盖，加入盐，拌匀，改中火煮至汤汁入味。
⑤关火后盛出煮好的乌鸡汤，装在碗中即可。

落枕应急外治法

按摩疗法
各类落枕均适宜。

对症基础穴	风池 + 风府 + 哑门 + 天柱

加减配穴　①气滞血瘀加**曲垣**。　　　②肝肾亏虚加**悬钟、三阴交**。
③风寒浸淫加**合谷**。

按摩方法

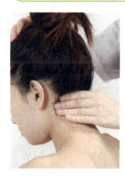

拿捏风池穴

先将拇指和其余四指相对呈钳形拿捏风池穴 30 次，再以拇指和食指指腹揉按风池穴 30 次。

➡**主治**

可缓解头痛发热、热病汗不出、颈项强痛、头晕等病症。

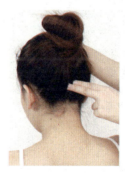

揉按风府穴

将食指、中指并拢，用指腹揉按风府穴 3 分钟。

➡**主治**

可缓解神经性头痛、颈项强痛、目眩、鼻塞等病症。

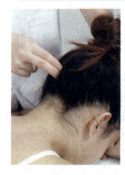

揉按哑门穴

将食指、中指并拢，用指腹揉按哑门穴 30 次，以局部有酸胀感为度。

➡**主治**

可缓解咽喉肿痛、头痛、颈项强急、项后痛、脊强反折等病症。

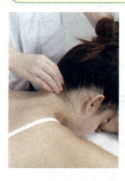

拿捏天柱穴

将拇指与其余四指相对呈钳形拿捏天柱穴 30 次，再用食指指腹按揉天柱穴 100 次。

➡**主治**

可治疗后头痛、肩颈僵硬、落枕、肩背痛等病症。

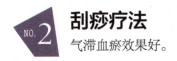

刮痧疗法

气滞血瘀效果好。

对症基础穴 　大椎 ＋ 天柱 ＋ 肩外俞 ＋ 列缺

加减配穴 　气滞血瘀加**风池**、**肩井**。

刮痧方法

角刮大椎穴

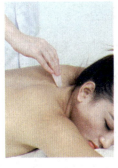

用刮痧板的角部由上至下刮拭大椎穴 30次，力度轻柔，可不出痧。

➡主治

可缓解头项强痛、胸背疼痛、骨蒸潮热、盗汗、腰脊强等病症。

面刮天柱穴

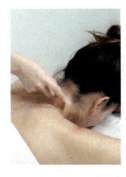

用刮痧板的侧边刮拭天柱穴 30 次，力度轻柔，以潮红发热为度，可不出痧。

➡主治

可缓解癫狂、惊痫、颈项强痛、角弓反张、肩背痛等病症。

角刮肩外俞穴

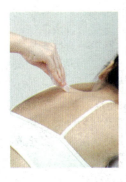

用刮痧板的角部刮拭肩外俞穴 30 次，力度轻柔，可不出痧。

➡主治

可缓解肩背酸痛、肩胛神经痛、颈项强急、落枕等病症。

角刮列缺穴

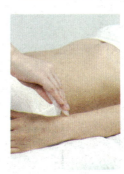

用角刮法从上往下刮拭列缺穴 30 次，力度由轻至重，以潮红发热为度。

➡主治

可缓解热病烦心、咽喉肿痛、落枕、头项强痛、咳嗽等病症。

NO.3 **艾灸疗法**

风寒浸淫型效果好。

| 对症基础穴 | 大椎 ＋ 肩中俞 ＋ 肩外俞 ＋ 悬钟 |

| 加减配穴 | 风寒浸淫加**列缺、风池**。 |

艾灸方法

回旋灸大椎穴

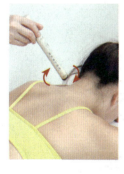

用艾条回旋灸法灸治大椎穴 10 分钟，以患者感觉温热舒适、不灼烫为度。

➡ **主治**
可缓解颈肩部肌肉痉挛、落枕、感冒、小儿麻痹后遗症等病症。

回旋灸肩中俞穴

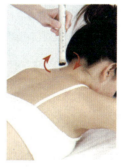

用艾条回旋灸法灸治肩中俞穴 10 ～ 15 分钟，以局部皮肤潮红为度。

➡ **主治**
可缓解颈肩痛、肩胛神经痛、目视不明、瘰疬等病症。

回旋灸肩外俞穴

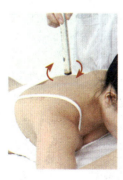

用艾条回旋灸法灸治肩外俞穴 10 ～ 15 分钟，以局部皮肤潮红为度。

➡ **主治**
可缓解肩背酸痛、肩胛神经痛、颈项强急、落枕等病症。

回旋灸悬钟穴

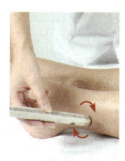

用艾条回旋灸法灸治悬钟穴 10 ～ 15 分钟，以出现循经感传现象为度。

➡ **主治**
可缓解偏头痛、颈项强、胁肋疼痛、四肢关节酸痛等病症。

肩周炎

——白天痛，晚上可能更痛

肩周炎是肩部关节囊和关节周围软组织的一种退行性、炎症性慢性疾患。主要临床表现为患肢肩关节疼痛，昼轻夜重，活动受限，日久肩关节肌肉可出现废用性萎缩。中医认为本病多由气血不足、营卫不固、风寒湿邪侵袭肩部经络，致使筋脉收引、气血运行不畅而成，或因外伤劳损、经脉滞涩所致。

中医诊断分型

❶ **风寒侵袭型**：肩部疼痛较轻，病程较短，疼痛局限于肩部，多为钝疼或隐痛；或有麻木感，局部发凉，得暖或抚摩则痛减。

❷ **寒湿凝滞型**：肩部及周围筋肉疼痛剧烈或向远端放射，昼轻夜甚，病程较长，因痛而不能举肩，肩部感寒冷、麻木，得暖稍减。

❸ **瘀血阻络型**：肩部疼痛剧烈，如针刺或刀割样跳痛，痛处不移，拒按，夜晚痛甚，局部肿胀或青紫，关节活动受限。

❹ **气血亏虚型**：肩部酸痛麻木，肢体软弱无力，肌肤不泽，神疲乏力；或局部肌肉挛缩，肩峰突起。

中医治疗方案

药膳 ＋ 按摩 ＋ 拔罐 ＋ 艾灸

风寒侵袭型肩周炎
于内可食用祛风散寒的药膳，可用的中药材有桂枝、麻黄等，于外可采用按摩、艾灸疗法。

寒湿凝滞型肩周炎
平日需注意肩部保暖，适量食用细辛、生姜等散寒祛湿之品，外治法推荐按摩、拔罐。

瘀血阻络型肩周炎
疼痛一般较为剧烈，可适量食用活血化瘀的药膳，外治法建议使用按摩、拔罐疗法。

气血亏虚型肩周炎
可多食红枣、山药等补益气血的食材，结合按摩、艾灸疗法。气血足，经络通，肩不痛。

肩周炎应急内治法

【风寒侵袭型】当归桂枝鳝鱼汤

本品具有祛风散寒、通络止痛的作用，适宜风寒侵袭型肩周炎者饮用。

原料 | 鳝鱼 500 克，红枣 26 克，当归 10 克，桂枝 10 克，土豆 50 克，姜片少许

调料 | 料酒 10 毫升，鸡粉 2 克，盐 2 克，胡椒粉适量

制作

①处理干净的鳝鱼切块，汆去血水。
②砂锅注水烧开，倒入当归、红枣、桂枝、土豆、姜片。
③放入鳝鱼、料酒，烧开后用小火煮至食材熟透。
④揭开盖，放入盐、鸡粉、胡椒粉，拌匀。
⑤关火后盛出煮好的汤料，装入碗中即可。

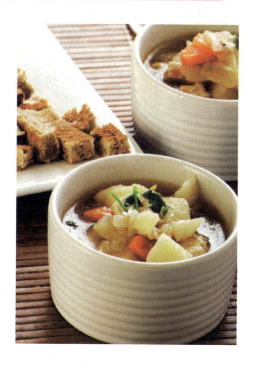

【寒湿凝滞型】细辛洋葱生姜汤

本品具有散寒除湿、化瘀通络的作用，适宜寒湿凝滞型肩周炎饮用。

原料 | 细辛 10 克，姜片 25 克，葱末 12 克，洋葱 300 克

调料 | 盐 2 克

制作

①去皮洗好的洋葱切开，切成丝，备用。
②砂锅注水烧开，放入细辛，盖上盖，用小火煮 15 分钟，至析出有效成分后捞出。
③放入备好的姜片、葱末，倒入切好的洋葱。
④盖上盖，用小火续煮 15 分钟，揭盖，放入盐。
⑤将煮好的汤盛出，装入碗中即可。

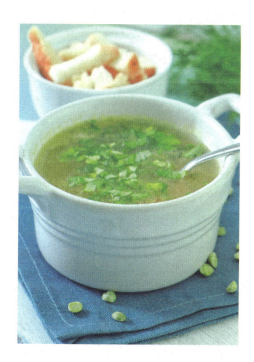

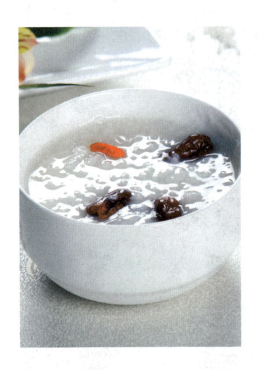

【瘀血阻络型】丹参桃仁粥

本品具有活血化瘀、通络止痛的作用，适宜瘀血阻络型肩周炎者食用。

原 料 | 水发大米 100 克，红枣 15 克，丹参、桃仁各少许

调 料 | 白糖少许

制 作

①砂锅中注入适量清水烧热，放入备好的红枣、丹参、桃仁，倒入洗净的大米，拌匀。

②盖上盖，烧开后用小火煮约 30 分钟至熟。

③揭开盖，加入少许白糖。

④拌匀，煮至溶化。

⑤关火后盛出煮好的粥即可。

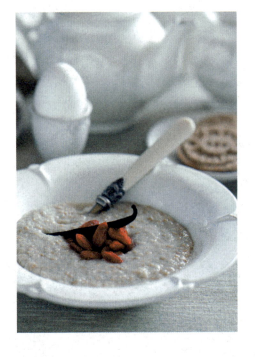

【气血亏虚型】当归黄芪核桃粥

本品具有益气养血、祛风通络的作用，适宜气血亏虚型肩周炎者应急食用。

原 料 | 当归 7 克，黄芪 6 克，核桃仁 20 克，枸杞 8 克，水发大米 160 克

制 作

①砂锅注水烧开，放入洗净的黄芪、当归，盖上盖，用小火煮 15 分钟，至其析出有效成分。

②揭盖，捞去药渣，放入洗好的核桃仁、枸杞，倒入洗净的大米。

③盖上盖，用小火再煮 30 分钟，至大米熟透。

④揭开盖子，搅拌片刻。

⑤关火后将煮好的粥盛出，装入碗中即可。

肩周炎应急外治法

NO.1 按摩疗法
各类肩周炎均适宜。

对症基础穴	缺盆 + 云门 + 肩髃 + 肩井

加减配穴 ①风寒侵袭加**合谷、列缺**。 ②瘀血阻络加**阿是穴**。
③寒湿凝滞加**风池**。 ④气血亏虚加**悬钟、手三里**。

按摩方法

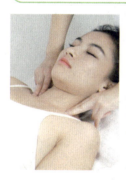

揉按缺盆穴

将食指、中指并拢，用指腹揉按缺盆穴2分钟，以局部有酸胀感为度。

➡主治
可缓解咳嗽、喘息、胸闷、咽喉肿痛、肩臂疼痛、上肢麻痹等病症。

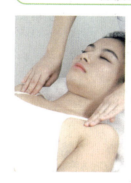

揉按云门穴

将食指、中指、无名指并拢，用指腹揉按云门穴2分钟，以局部有酸胀感为度。

➡主治
可缓解胸胁背痛、肋间神经痛、支气管哮喘、肩臂疼痛不举、喉痹等病症。

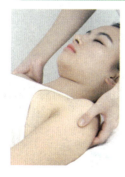

揉按肩髃穴

将拇指放于肩髃穴上，其余四指附于手臂，用指腹揉按2分钟，以局部有酸胀感为度。

➡主治
可缓解肘臂疼痛、上肢不遂、瘰疬等病症。

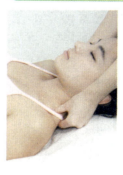

捏揉肩井穴

将拇指与食指、中指相对，捏揉肩井穴3分钟，以局部有酸胀感为度。

➡主治
可缓解肩背疼痛、手臂不举、颈项强痛等病症。

拔罐疗法
NO.2

寒湿凝滞、瘀血阻络效果好。

| 对症基础穴 | 大椎 + 大杼 + 厥阴俞 + 肩井 |

| 加减配穴 | ①寒湿凝滞加**天宗**。 |
| | ②瘀血阻络加**膈俞**。 |

拔罐方法

留罐大椎穴

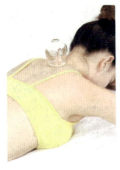

将火罐扣在大椎穴上，留罐10分钟，以局部皮肤潮红、充血为度。

➡主治

可缓解肩背冷痛、刺痛等病症。

留罐大杼穴

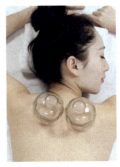

将火罐扣在大杼穴上，留罐10分钟，以局部皮肤潮红、充血为度。

➡主治

可缓解肩背重着、活动不利等病症。

留罐厥阴俞穴

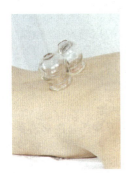

将火罐扣在厥阴俞穴上，留罐10分钟，以局部皮肤潮红、充血为度。

➡主治

可缓解肩部刺痛、痛不能眠等病症。

留罐肩井穴

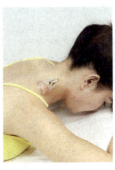

将气罐吸附在肩井穴上，留罐10分钟，以局部皮肤潮红、充血为度。

➡主治

可缓解肩背疼痛、手臂不举、颈项强痛等病症。

NO.3 艾灸疗法

风寒侵袭、气血亏虚效果好。

对症基础穴　天宗 ＋ 肩髃 ＋ 肩髎 ＋ 肩贞

加减配穴　①风寒侵袭加**列缺**。
②气血亏虚加**手五里、手三里**。

艾灸方法

温和灸天宗穴

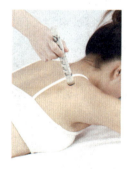

用艾条温和灸法灸治天宗穴 10 ~ 15 分钟，以局部皮肤潮红为度。

➡ **主治**
可缓解肩胛疼痛、落枕、肩周炎、气喘等病症。

回旋灸肩髃穴

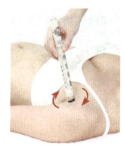

用艾条回旋灸法灸治肩髃穴 10 ~ 15 分钟，以感觉温热舒适为度。

➡ **主治**
可缓解急性脑血管病后遗症、臂痛、肩周炎等病症。

回旋灸肩髎穴

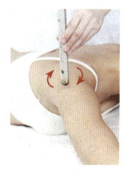

用艾条回旋灸法灸治肩髎穴 10 ~ 15 分钟，以感觉温热舒适为度。

➡ **主治**
可缓解肩胛肌痉挛或麻痹、肩重不举、肩周炎、臂痛等病症。

回旋灸肩贞穴

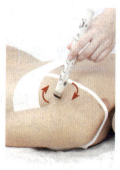

用艾条回旋灸法灸治肩贞穴 10 ~ 15 分钟，以感觉温热为度。

➡ **主治**
可缓解肩关节周围炎、脑血管病后遗症、颈淋巴结结核、头痛等病症。

胸痛

——警惕心肺疾患

胸痛是指以胸部闷痛、甚则胸痛彻背、喘息不得卧为主要表现的一种疾病，轻者感觉胸闷、呼吸欠畅，重者则有胸痛，甚至心痛彻背、背痛彻心。多见于现代医学中的冠心病心绞痛、慢性支气管炎、肺气肿等慢性心肺疾患。

中医诊断分型

❶ **心血瘀阻型：**胸痛如绞，痛有定处，入夜为甚，甚则心痛彻背。

❷ **气滞心胸型：**心胸隐痛，痛有定处，喜叹息，痛感随情志变化。

❸ **痰浊闭阻型：**胸闷痛，痰多气短，肢体沉重，呕吐痰涎。

❹ **寒凝心脉型：**心痛彻背，多因气候骤冷而发病或加重，手足不温。

❺ **气阴两虚型：**心胸隐痛，心悸气短，动则加重，倦怠无力。

❻ **心肾阴虚型：**胸痛憋闷，心悸盗汗，虚烦不寐，腰膝酸软。

❼ **心肾阳虚型：**胸痛心悸，动则而甚，气短自汗，面色㿠白。

中医治疗方案

药膳 ＋ 药茶 ＋ 按摩 ＋ 刮痧 ＋ 艾灸

例如气滞心胸型胸痛

一般是由于肝失疏泄、气机不畅所引起的，所以不仅要缓解胸痛，而且要追根溯源，即调理肝的气机，可用柴胡、玫瑰花、香附等来制作药膳、药茶，结合按摩、刮痧等外治疗法，效果更佳。

例如寒凝心脉型胸痛

常常觉得形寒肢冷，气温下降则易诱发胸痛或使其加重，细辛、薤白等散寒通阳的药材可常备家中，以备不时之需，外治法可选择按摩、艾灸疗法。

胸痛应急内治法

【心血瘀阻型】银杏叶川芎红花茶

本品具有活血化瘀、通脉止痛的作用，适宜心血瘀阻型胸痛者饮用。

原料 ┃ 川芎 10 克，银杏叶 5 克，红花 4 克

制作
①砂锅中注入适量清水烧开，放入备好的川芎、银杏叶、红花，搅散。
②盖上盖，煮沸后用小火煮约 5 分钟，至其析出有效成分。
③揭盖，搅拌片刻。
④关火后滤出煮好的药茶。
⑤装入杯中，趁热饮用即可。

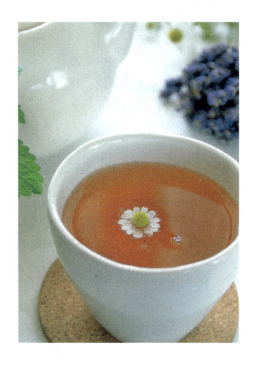

【气滞心胸型】柴胡白术炖乌龟

本品具有疏肝理气、活血通络的作用，适宜气滞心胸型胸痛者饮用。

原料 ┃ 乌龟 500 克，白术、桃仁、柴胡、白花蛇舌草各 5 克，枸杞、姜片、葱段各少许

调料 ┃ 盐、鸡粉各 1 克，料酒 5 毫升

制作
①把所有药材装入药包；乌龟加料酒汆去血水。
②砂锅注水烧热，放入药包、乌龟、姜片、葱段，加入料酒，拌匀。
③揭盖，加入盐、鸡粉。
④拣去药包、姜片、葱段。
⑤关火后盛出煮好的汤料，装入碗中即可。

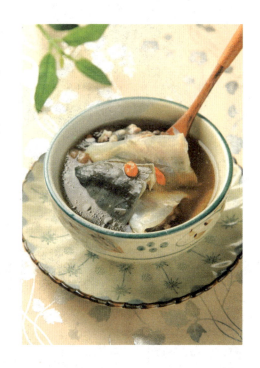

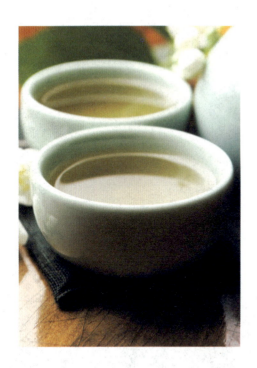

【气阴两虚型】人参五味子核桃饮

本品具有益气养阴、活血通脉的作用，适宜气阴两虚型胸痛者饮用。

原料 ｜ 人参片 15 克，五味子 5 克，核桃仁 20 克

调料 ｜ 冰糖 30 克

制作
①砂锅中注入适量清水烧开。
②倒入备好的人参片、五味子、核桃仁、冰糖。
③盖上盖，用小火煮约 20 分钟，至药材析出有效成分。
④揭开盖，搅拌几下。
⑤关火后盛出煮好的药茶即可。

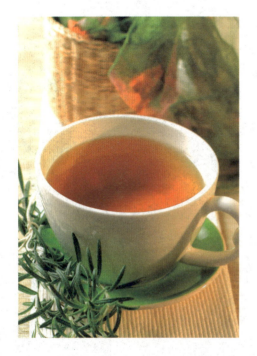

【心肾阴虚型】酸枣仁桂圆茶

本品具有滋阴清火、养心和络的作用，适宜心肾阴虚型胸痛者饮用。

原料 ｜ 酸枣仁粉 10 克，桂圆肉 15 克

制作
①取一个干净的茶碗。
②放入桂圆肉、酸枣仁粉。
③注入适量开水。
④盖上杯盖，泡约 10 分钟，至其有效成分充分析出。
⑤揭开盖，趁热饮用即可。

胸痛应急外治法

NO.1 按摩疗法
各类胸痛均适宜。

对症基础穴	膻中 + 心俞 + 厥阴俞 + 巨阙
加减配穴	①气滞心胸加**肝俞**。 　②寒凝心脉加**关元**。 ③痰浊痹阻加**丰隆**。 　④心肾阴虚加**太溪、神门**。

按摩方法

揉按膻中穴

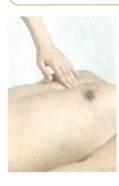

将食指、中指、无名指并拢，用指腹揉按膻中穴3分钟。

➡**主治**
可缓解胸痛、心痛、心烦、心律不齐、心绞痛、咳嗽、气喘等病症。

点揉心俞穴

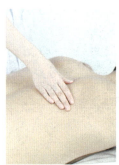

用拇指指端点揉心俞穴3分钟，以局部有酸胀感为度。

➡**主治**
可缓解心痛、胸闷、惊悸、癫狂、卧不得安、失音不语等病症。

揉按厥阴俞穴

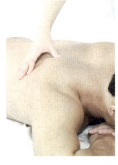

用拇指指腹揉按厥阴俞穴3分钟，以局部有酸胀感为度。

➡**主治**
可缓解咳嗽、心痛、胸胁满痛、呕吐、肩胛酸痛等病症。

点揉巨阙穴

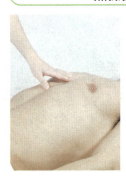

用拇指指腹点揉巨阙穴3分钟，以局部有酸胀感为度。

➡**主治**
可缓解胸闷、气短、心绞痛、心烦惊悸、胸膜炎、支气管炎等病症。

刮痧疗法

心血瘀阻、气滞心胸、痰浊痹阻效果好。

对症基础穴　心俞 ＋ 肝俞 ＋ 内关 ＋ 通里

加减配穴　①心血瘀阻加**膈俞、血海**。　②痰浊痹阻加**丰隆、脾俞**。
　　　　　　③气滞心胸加**太冲、膻中**。

刮痧方法

角刮心俞穴

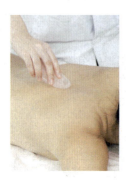

用角刮法刮拭心俞穴30次，力度微重，速度较慢，可不出痧。

➡主治

可缓解冠心病心绞痛、风湿性心脏病、心房纤颤、心动过速或过缓等病症。

面刮肝俞穴

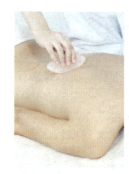

以刮痧板的侧面为着力点，从上至下刮拭肝俞穴 10 ~ 15 次，至皮肤发红为止。

➡主治

可缓解胸胁胀痛、神经衰弱、肋间神经痛等病症。

角刮内关穴

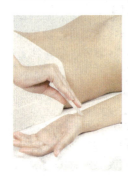

用角刮法刮拭内关穴3 ~ 5分钟，以出痧为度。

➡主治

可缓解心痛、心悸、风湿性心脏病、心包炎、心肌炎等病症。

角刮通里穴

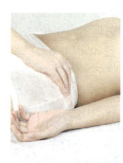

用角刮法刮拭通里穴3 ~ 5分钟，以出痧为度。

➡主治

可缓解心悸怔忡、心绞痛、心动过缓、心律不齐、神经衰弱、癔病等病症。

艾灸疗法

NO.3

寒凝心脉、心肾阳虚效果好。

对症基础穴	内关 + 通里 + 膻中 + 丰隆
加减配穴	①寒凝心脉加**中脘、关元**。 ②心肾阳虚加**命门、心俞**。

艾灸方法

回旋灸内关穴

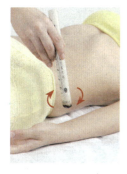

用艾条回旋灸法灸治内关穴 10 ~ 15 分钟，以出现循经感传现象为度。

➡ **主治**

可缓解心痛、心悸、风湿性心脏病等病症。

回旋灸通里穴

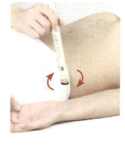

用艾条回旋灸法灸治通里穴 10 ~ 15 分钟，以出现循经感传现象为度。

➡ **主治**

可缓解目眩、心悸怔忡、心绞痛、心动过缓、心律不齐等病症。

悬灸膻中穴

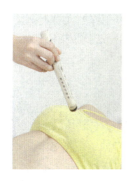

用艾条悬灸法灸治 10 ~ 15 分钟，以局部皮肤潮红为度。

➡ **主治**

可缓解胸痹、心痛、心烦、心悸、心律不齐等病症。

温和灸丰隆穴

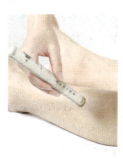

用艾条温和灸法灸治 10 ~ 15 分钟，以局部皮肤潮红为度。

➡ **主治**

可缓解胸腹痛、四肢肿、咳吐痰涎等病症。

胃痛

——为它消得人憔悴

胃痛又称胃脘痛，指胃或心下部位疼痛。由于痛处近心窝部，所以古时亦称心下痛或心痛。急慢性胃炎、消化系溃疡、胃肠神经官能症、胃黏膜脱垂等均可引起胃痛。胃痛有时与肝胆疾患及胰腺炎相似，须注意鉴别。胃痛患者平时应注意饮食规律，忌食刺激性食物。

中医诊断分型

❶ **寒邪犯胃型：**胃痛暴作，恶寒喜暖，泛吐清水，口不渴，喜热饮。

❷ **饮食所伤型：**胃胀痛，吞酸，呕吐或矢气后疼痛减轻，大便不爽。

❸ **肝气犯胃型：**胃痛连胁，嗳气，心烦易怒，吞酸叹息，大便不畅。

❹ **瘀血停滞型：**胃痛拒按，痛有定处，食后痛甚，或见呕血便黑。

❺ **脾胃虚寒型：**胃痛隐隐，喜温喜按，纳差神疲，大便溏薄。

❻ **湿热中阻型：**胃痛急迫，脘闷灼热，口渴而不欲饮，身重疲倦。

中医治疗方案

药膳 ＋ 药茶 ＋ 按摩 ＋ 艾灸

例如寒邪犯胃型胃痛

多发生在平时嗜食生冷，加上没有做好胃部保暖工作的人身上，且一般疼痛剧烈，发作突然，应及时用按摩、艾灸等疗法刺激相应穴位，缓解疼痛，还可适量食用生姜、桂枝等来祛除寒邪。

例如饮食所伤型胃痛

多有不良的饮食习惯，暴饮暴食，伤食可发胃痛，且嗳腐吐酸，甚至呕吐酸腐，此时应以消食化积为原则，可食用神曲、麦芽、山楂等；外治法可使用按摩、刮痧疗法。

胃痛应急内治法

【寒邪犯胃型】乌梅甘草姜汤

本品具有温胃散寒、行气止痛的作用，适宜寒邪犯胃型胃痛者饮用。

原料 ┃ 甘草 8 克，乌梅 8 克，干姜 5 克

制作

①取一个杯子，倒入备好的乌梅。

②放入干姜、甘草。

③倒入适量开水。

④盖上杯盖，泡半小时，至其有效成分被充分地析出。

⑤揭开杯盖，趁热饮用即可。

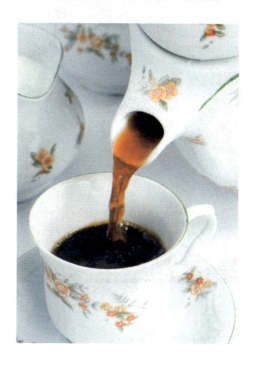

【饮食所伤型】神曲山楂麦芽茶

本品具有消食导滞、和胃止痛的作用，适宜饮食所伤型胃痛者饮用。

原料 ┃ 鲜山楂 40 克，神曲、麦芽各少许

制作

①洗净的山楂切去头尾，切开，去核，把果肉切成小块，备用。

②砂锅中注入适量清水烧开，倒入备好的麦芽、山楂。

③盖上盖，用小火煮约 15 分钟至析出有效成分。

④揭开盖，倒入神曲，拌匀，煮约 2 分钟。

⑤关火后盛出煮好的茶水，装入杯中即可。

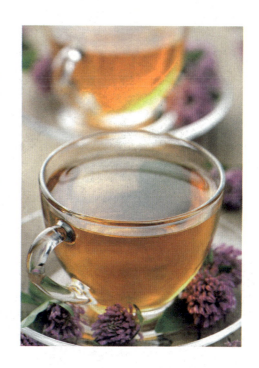

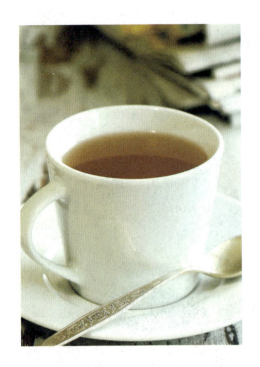

【肝气犯胃型】夏枯草香附甘草茶

本品具有疏肝解郁、理气止痛的作用，适宜肝气犯胃型胃痛者饮用。

原料 ┃ 夏枯草 6 克，香附 7 克，甘草少许

制作

①砂锅中注入适量清水烧热。

②倒入备好的夏枯草、香附、甘草，拌匀。

③盖上盖，烧开后用小火煮约 30 分钟，至药材析出有效成分。

④揭盖，关火后盛出药茶，滤入杯中。

⑤趁热饮用即可。

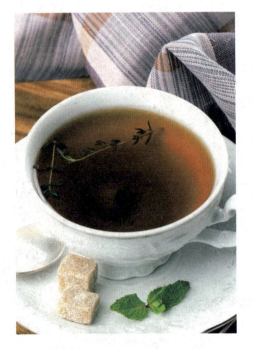

【瘀血停滞型】银花丹参饮

本品具有化瘀通络、理气和胃的作用，适宜瘀血停滞型胃痛者饮用。

原料 ┃ 金银花 5 克，丹参 5 克

制作

①砂锅中注入适量清水烧开。

②倒入洗净的金银花、丹参。

③盖上盖，煮沸后用小火煮约 15 分钟，至其析出有效成分。

④揭盖，拌煮一会儿，再盛出煮好的药茶。

⑤滤取茶汁，装入茶杯中即成。

胃痛应急外治法

NO.1 按摩疗法
各类胃痛均适宜。

对症基础穴	上脘 + 中脘 + 脾俞 + 胃俞 + 足三里 + 内关
加减配穴	①寒邪犯胃加**合谷**。 ②肝气犯胃加**太冲**，③饮食所伤加**建里**。 ④瘀血停滞加**膈俞**。

按摩方法

推揉上脘穴

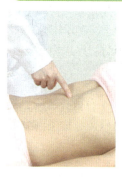

用食指指端推揉上脘穴2~3分钟，以局部皮肤发红为度。

➡主治
可缓解胃痛、腹胀、反胃、呕吐、呃逆、急慢性胃炎等病症。

揉按中脘穴

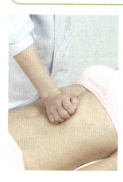

用手掌根部揉按中脘穴5分钟，以局部皮肤潮红为度。

➡主治
可缓解腹痛、腹胀、泄泻、胃脘痛、急慢性胃炎、胃扩张、胃痉挛等病症。

揉按脾俞穴

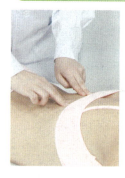

将食指、中指并拢，用指腹揉按脾俞穴100次，以有胀痛感为宜。

➡主治
可缓解呕吐、打嗝、胃痛、胸胁胀痛、黄疸水肿、不欲饮食等病症。

点揉胃俞穴

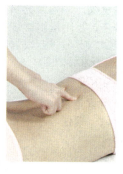

将食指指腹放在胃俞穴上，适当点揉1分钟，以有酸胀感为佳。

➡主治
可缓解脾胃虚弱、脘腹胀痛、霍乱吐泻、反胃吐食等病症。

揉按足三里穴

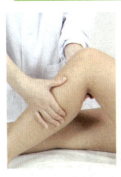

将拇指指腹放在足三里穴上，适当用力揉按1分钟，双下肢交替进行。

➡主治

可缓解胃脘疼痛、吐血、四肢肿胀、便秘、头晕等病症。

按压内关穴

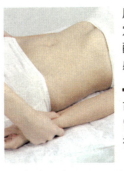

用拇指指腹按压内关穴5分钟，使局部有酸痛感为度，有时痛感可向指端放射。

➡主治

可缓解肋间神经痛、胃痛、胃肠炎、胃溃疡、神经性呕吐等病症。

加减配穴操作

揉按合谷穴

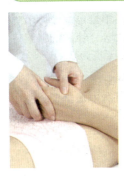

用拇指指腹揉按合谷穴3分钟，以局部感到胀痛为宜。

➡主治

可缓解腹痛、胃痛、口臭、牙龈肿痛、呕吐、打嗝、便秘等病症。

掐揉太冲穴

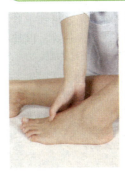

将拇指指端放在太冲穴上，适当用力掐揉1分钟，以局部有酸痛感为度。

➡主治

可缓解胃脘疼痛、胸胁胀痛、打嗝、头晕等病症。

揉按建里穴

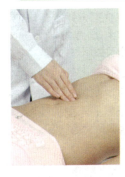

将食指、中指、无名指并拢，用指端揉按建里穴3分钟，以局部皮肤潮红为度。

➡主治

可缓解胃痛、腹痛、腹胀、呕逆、不嗜食等病症。

揉按膈俞穴

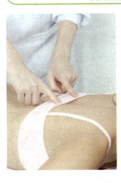

用食指指腹先顺时针揉按膈俞穴50次，再逆时针揉按50次，以局部有酸胀感为度。

➡主治

可缓解胃痛、呕吐、打嗝等病症。

艾灸疗法

NO.2

寒邪犯胃、脾胃虚寒效果好。

对症基础穴 中脘 ＋ 脾俞 ＋ 胃俞 ＋ 足三里

加减配穴 ①寒邪犯胃加**神阙**。
②脾胃虚寒者加**脾俞、阴陵泉**。

艾灸方法

温和灸中脘穴

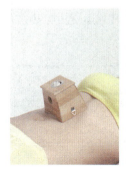

将燃着的艾灸盒放于中脘穴上灸治10分钟，以局部皮肤温热为度。

➡ **主治**

可缓解胃痛、腹痛、腹胀、呕逆、反胃、消化不良、肠鸣、泄泻、便秘等病症。

温和灸脾俞穴

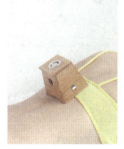

将燃着的艾灸盒放于此穴上灸治10分钟，以局部皮肤温热为度。

➡ **主治**

可缓解胃溃疡、胃炎、胃下垂、胃痉挛、胃扩张、胃出血等病症。

温和灸胃俞穴

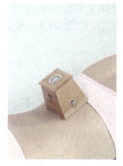

将燃着的艾灸盒放于此穴上灸治10分钟，以局部皮肤温热为度。

➡ **主治**

可缓解胃炎、胃溃疡、胃扩张、胃下垂、胃痉挛、肝炎、腮腺炎、肠炎等病症。

温和灸足三里穴

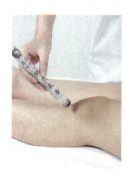

用艾条温和灸法灸治足三里穴10～15分钟，以出现循经感传现象为度。

➡ **主治**

可缓解腹痛、急慢性胃肠炎、胃痉挛、胃下垂等病症。

胁痛

——多与肝胆病症有关

胁痛是以一侧或两侧胁肋部疼痛为主要表现的病症，是临床上比较多见的一种自觉症状，可见于西医的多种疾病之中，如急慢性肝炎、胆囊炎、胆结石、胆道蛔虫、肋间神经痛等。胁痛的病位在肝胆，又与脾胃及肾相关。基本病机为肝络失和，其病理变化可归结为"不通则痛"与"不荣则痛"两类，治疗当以疏肝、和络、止痛为基本治则。

中医诊断分型

❶ **肝郁气滞：**胁肋胀痛，走窜不定，甚则引及胸背肩臂，疼痛每因情志变化而增减，胸闷腹胀，嗳气频作，得嗳气而胀痛稍舒。

❷ **肝胆湿热：**胁肋胀痛或刺痛，口苦口黏，胸闷纳呆，恶心呕吐，小便黄赤，大便不爽，或兼有身热恶寒，身目发黄。

❸ **瘀血阻络：**胁肋刺痛，痛有定处，痛处拒按，入夜痛甚，胁肋下或见有癥块。

❹ **肝络失养：**胁肋隐痛，悠悠不休，遇劳加重，口干咽燥，心中烦热，头晕目眩。

中医治疗方案

药茶 ＋ 按摩 ＋ 刮痧

肝郁气滞型胁痛

平时可多食行气、解郁、疏肝之品，如柴胡、香附、佛手等，常饮玫瑰花茶同样可以调理气机，还能美容养颜；外治法推荐使用按摩、刮痧疗法。

瘀血阻络型胁痛

适合按摩、刮痧疗法，可活血化瘀，考虑到瘀血有时会继发热证，所以不建议使用艾灸疗法，平时可以适量采用一些活血的药材，如：当归、川芎、桃仁、红花等。

胁痛应急内治法

【肝郁气滞型】玫瑰香附茶

本品具有疏肝理气的作用，适宜肝郁气滞型胁痛者饮用。

原料 | 玫瑰花1克，香附3克

调料 | 冰糖少许

制作

①取一个干净的茶杯。

②倒入备好的香附、玫瑰花、冰糖。

③注入适量开水。

④盖上盖，泡约10分钟至药材析出有效成分。

⑤揭盖，趁热饮用即可。

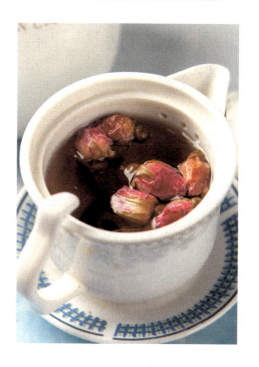

【肝胆湿热型】柴胡黄芩茶

本品具有清热利湿的作用，适宜肝胆湿热型胁痛者饮用。

原料 | 柴胡15克，黄芩8克，大黄4克

制作

①砂锅中注入适量清水烧开。

②放入备好的柴胡、黄芩、大黄，搅拌均匀。

③盖上盖，煮沸后用小火煮约20分钟，至其析出有效成分。

④揭盖，转中火拌匀，略煮片刻，关火后盛出煮好的药茶。

⑤滤取茶汁，趁热饮用即可。

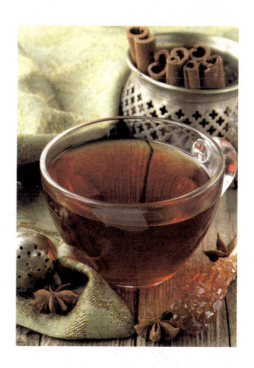

胁痛应急外治法

按摩疗法

各类胁痛均适宜。

对症基础穴	期门 + 肝俞 + 支沟 + 阳陵泉

加减配穴
①肝郁气滞加**太冲**。　②瘀血阻络加**膈俞**。
③肝胆湿热加**日月**。　④肝络失养加**肾俞**。

按摩方法

揉按期门穴

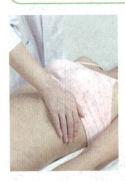

用手掌揉按期门穴2分钟，力度适中，以局部有酸胀感为度。

➡**主治**
可缓解胆囊炎、胸膜炎、肝炎、肝萎缩、肋间神经痛等病症。

推按肝俞穴

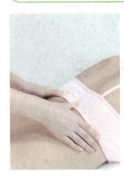

用拇指指端推按肝俞穴100次，力度稍重，以胀痛为度。

➡**主治**
可缓解脘腹胀痛、胸胁支满、黄疸结胸、吞酸吐食、饮食不化等病症。

按压支沟穴

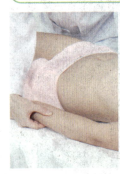

用拇指指腹按压支沟穴1～3分钟，力度适中，以局部有酸胀感为度。

➡**主治**
可缓解心绞痛、胸胁痛、胸膜炎、肩周炎、上肢瘫痪等病症。

掐按阳陵泉穴

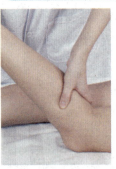

用拇指指尖掐按阳陵泉穴1～3分钟，力度略重，以有酸痛感为度。

➡**主治**
可缓解胸胁支满、胁肋疼痛、呕吐胆汁、头痛等病症。

NO.2 刮痧疗法

肝郁气滞、瘀血阻络效果好。

对症基础穴	至阳 + 悬枢 + 膈俞 + 期门
加减配穴	①肝郁气滞加**肝俞**。 ②瘀血阻络加**三阴交**。

刮痧方法

角刮至阳穴

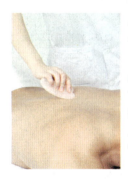

用角刮法刮拭至阳穴
30次，力度稍重，以
出痧为度。

➡主治

可缓解胸胁胀痛、脊
强、腰背疼痛、黄疸、
胆囊炎、胆道蛔虫症
等病症。

角刮悬枢穴

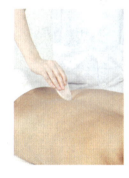

用角刮法刮拭悬枢穴
30次，力度适中，以
出痧为度。

➡主治

可缓解胃痛、腹胀、
腹痛、水谷不化、泄
泻等病症。

面刮膈俞穴

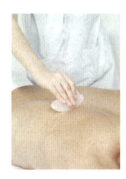

用面刮法由上至下刮
拭膈俞穴30次，力度
适中，中间不宜停顿，
以出痧为度。

➡主治

可缓解呕吐、膈肌痉
挛、胸膜炎、支气管
炎等病症。

面刮期门穴

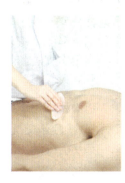

用面刮法由上至下刮
拭期门穴30次，中间
不宜停顿，至皮下形
成紫色痧斑为止。

➡主治

可缓解胸胁胀痛、饮
食不下、呕吐、伤食
腹痛等病症。

腹痛

——病因复杂，症状多变

腹痛指腹部疼痛，是脐腹疼痛、小腹疼痛、少腹疼痛的统称。常伴于多种疾病之中，病因复杂，症状多变，胀痛或刺痛，痛有定处或走窜聚散不定。一般多由外邪侵袭、饮食不节、七情内伤等造成气血不和而致，临床上有寒热、虚实、气血之分。

中医诊断分型

❶ **寒邪内阻型**：腹痛遇寒痛甚，得温痛减，口淡不渴，小便清长。

❷ **湿热壅滞型**：腹痛拒按，烦渴引饮，大便溏滞，潮热汗出。

❸ **饮食积滞型**：脘腹胀满，疼痛拒按，嗳腐吞酸，痛而欲泻。

❹ **肝郁气滞型**：腹痛胀闷，痛窜两胁，时作时止，得嗳气则舒。

❺ **瘀血内停型**：腹痛较剧，痛如针刺，痛处固定，经久不愈。

❻ **中虚脏寒型**：腹痛绵绵，喜温喜按，神疲乏力，气短懒言，便溏。

中医治疗方案

药膳 + 药茶 + 按摩 + 艾灸

寒邪内阻及中虚脏寒型腹痛

虽然分型一个为外感，一个为内伤，但均为"寒"所扰而致痛，所以二者都可采用按摩、艾灸疗法，饮食上寒邪内阻型以祛寒为主，可食用生姜、桂枝等；中虚脏寒型则应温中，可食用姜、红枣、黄芪等。

湿热壅滞型腹痛

平时应注意排肠毒，清利肠胃湿热，可多食黄瓜、冬瓜，或在膳食中添加清热燥湿的中药材（如黄连），还可以通过按摩或刮痧来缓解腹痛。

腹痛应急内治法

【寒邪内阻型】陈皮姜汁玉米粥

本品具有散寒温里、理气止痛的作用，适宜寒邪内阻型腹痛者食用。

原料 ｜ 水发大米 200 克，玉米粉 30 克，姜汁 15 毫升，陈皮 10 克

调料 ｜ 盐 2 克

制作

①砂锅注水烧开，倒入大米、姜汁；将陈皮剪丝放入锅中，盖上盖，煮开后转小火煮 30 分钟。

②在玉米粉里加入水，搅匀制成面糊。

③揭开锅盖，加入盐。

④倒入面糊，搅拌片刻。

⑤将煮好的粥盛出，装入碗中即可。

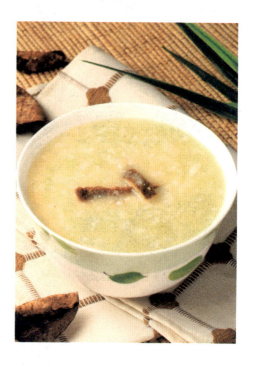

【湿热壅滞型】蜂蜜大黄茶

本品具有泄热通腑、行气导滞的作用，适宜湿热壅滞型腹痛者饮用。

原料 ｜ 大黄粉 5 克，蜂蜜 25 克

制作

①取一个干净的茶杯。

②倒入备好的大黄粉。

③注入适量开水，至八九分满。

④盖上杯盖，泡约 10 分钟，至其有效成分充分析出。

⑤揭盖，放入适量蜂蜜，拌匀即可。

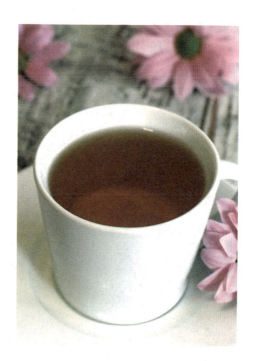

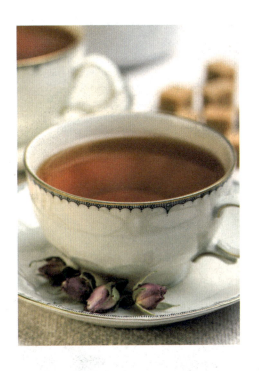

【饮食积滞型】枳实茶

本品具有消食导滞、理气止痛的作用，适宜饮食积滞型腹痛者饮用。

原料 ｜ 水发枳实 25 克

制作

①砂锅中注入适量清水烧开。

②倒入洗好的枳实。

③盖上盖，烧开后用小火煮 20 分钟，至其析出有效成分。

④关火后揭开盖，盛出煮好的枳实茶，滤入杯中。

⑤待其稍微放凉后即可饮用。

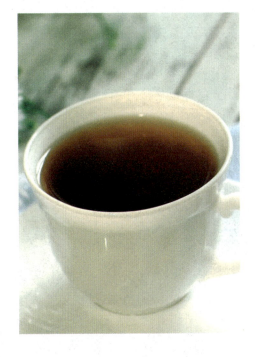

【中虚脏寒型】红枣姜汤

本品具有温中补虚、缓急止痛的作用，适宜中虚脏寒型腹痛者饮用。

原料 ｜ 红枣 40 克，生姜 30 克

调料 ｜ 麦芽糖适量

制作

①将去皮洗净的生姜切块，备用。

②砂锅注水烧热，放入洗净的红枣，倒入姜块。

③盖上盖，烧开后用小火煮约 40 分钟，至食材析出有效成分。

④揭盖，加入适量麦芽糖，转中火，边煮边搅拌，至其溶化。

⑤关火后盛出煮好的甜汤，装入杯中即可。

腹痛应急外治法

按摩疗法

各类腹痛均适宜。

对症基础穴	上脘 + 中脘 + 天枢 + 大横 + 建里 + 足三里
加减配穴	①寒邪内阻加**关元**。　②饮食积滞加**上巨虚**。 ③湿热壅滞加**大肠俞**。　④肝郁气滞加**太冲**。

按摩方法

揉按上脘穴

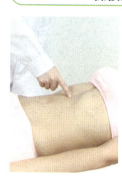

用食指指端揉按上脘穴1~3分钟，以局部透热为度。

➡ **主治**

可缓解腹痛、腹胀、反胃、呕吐、呃逆、急慢性胃炎等病症。

揉按中脘穴

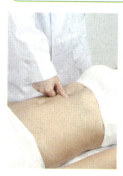

用拇指指腹揉按中脘穴2分钟，以局部有酸胀感为度。

➡ **主治**

可缓解腹痛、腹胀、胃脘痛、急慢性胃炎等病症。

揉按天枢穴

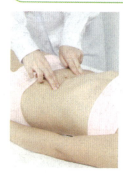

将食指、中指并拢，用指腹揉按天枢穴3分钟，以局部有热感为度。

➡ **主治**

可缓解腹胀肠鸣、绕脐切痛、痢疾、便秘等病症。

揉按大横穴

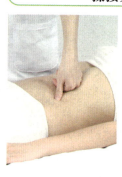

用拇指指端揉按大横穴3分钟，以局部皮肤潮红为度。

➡ **主治**

可缓解腹胀、腹痛、泄泻、便秘、四肢无力等病症。

揉按建里穴

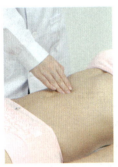

将食指、中指、无名指并拢，用指端揉按建里穴3分钟，以局部皮肤潮红为度。

➡ 主治

可缓解胃痛、腹痛、腹胀、呕逆、不嗜食等病症。

点揉足三里穴

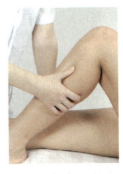

用拇指指腹点揉足三里穴1~3分钟，以局部有酸胀感为度。

➡ 主治

可缓解急慢性胃肠炎、胃痉挛、胃下垂、肠炎、痢疾等病症。

加减配穴操作

揉按关元穴

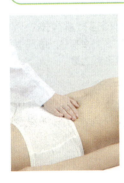

用手掌揉按关元穴2分钟，力度适中，以局部透热为度。

➡ 主治

可缓解痛经、月经不调、崩漏、赤白带下、阴挺等病症。

点揉上巨虚穴

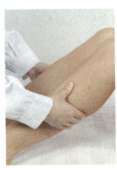

用拇指指腹点揉上巨虚穴1~3分钟，以局部有酸胀感为度。

➡ 主治

可缓解腹痛胀满、痢疾、便秘、肠痈、脚气等病症。

揉按大肠俞穴

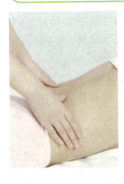

用拇指指腹揉按大肠俞穴1分钟，以局部皮肤潮红为度。

➡ 主治

可缓解遗尿、痛经、腰腿痛、脊强不得俯仰等病症。

掐揉太冲穴

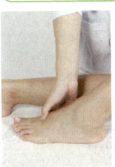

将拇指指端放在太冲穴上，适当用力掐揉1分钟，以局部有酸痛感为度。

➡ 主治

可缓解胃脘疼痛、胸胁胀痛、打嗝、头晕等病症。

艾灸疗法

NO.2 寒邪内阻型、中虚脏寒型效果好。

| 对症基础穴 | 关元 + 气海 + 天枢 + 建里 |

加减配穴
①寒邪内阻加**神阙**。
②中虚脏寒加**脾俞**、**肾俞**。

艾灸方法

温和灸关元穴

点燃艾灸盒置于关元穴上，灸治 15 分钟，以局部皮肤潮红为度。

➡主治
可缓解腹冷痛、腹胀、泄泻、遗精、小便不利等病症。

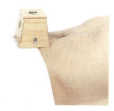

温和灸气海穴

点燃艾灸盒置于气海穴上，灸治 15 分钟，以患者感觉温热舒适而无灼烫感为度。

➡主治
可缓解腹胀痛、月经不调、痛经等病症。

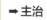

温和灸天枢穴

点燃艾灸盒置于天枢穴上，灸治 15 分钟，以局部皮肤发热为度。

➡主治
可缓解腹痛、腹胀、便秘、月经不调、遗精等病症。

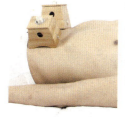

温和灸建里穴

用艾条温和灸法灸治建里穴 15 分钟，以局部皮肤潮红为度。

➡主治
可缓解腹痛、腹胀、胃痛、肠鸣、泄泻等病症。

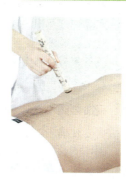

腰痛

——影响坐立行走

腰痛是指腰部一侧或两侧疼痛的病症，多由外感、外伤、劳累、肾虚等引起腰部经气阻滞或经脉失养所致。腰为肾之府，足少阴肾经循行"贯脊属肾"，腰痛与肾及腰脊部经脉、经筋、络脉病损相关，某些疾病如风湿病、肾脏疾患、骨骼劳损、腰椎增生乃至盆腔疾患均可致腰痛。

中医诊断分型

❶ **寒湿腰痛**：腰部冷痛重着，静卧病痛不减，寒冷和阴雨天加重。

❷ **湿热腰痛**：腰部疼痛，重着而热，暑湿天加重，活动后或可减轻。

❸ **瘀血腰痛**：腰痛如刺，痛有定处，痛处拒按，日轻夜重，轻则俯仰不便，重则不能转侧。

❹ **肾虚腰痛**：阴虚表现为腰部隐隐作痛，酸软无力，缠绵不愈，心烦少寐，口燥咽干，面色潮红，手足心热；阳虚表现为腰部隐隐作痛，酸软无力，缠绵不愈，局部发凉，喜温喜按，遇劳更甚，卧则减轻，常反复发作，少腹拘急，面色㿠白，肢冷畏寒。

中医治疗方案

药膳 + 按摩 + 拔罐

寒湿腰痛及湿热腰痛

寒湿腰痛及湿热腰痛适宜用按摩、拔罐疗法来缓解疼痛，祛除体内寒湿、湿热，使腰腿自然轻松；饮食上，寒湿腰痛可用干姜、桂枝、茯苓等药材制作药膳，湿热腰痛则应以清热利湿为原则搭配膳食。

瘀血腰痛

瘀血腰痛平时应注重活血化瘀，可食用当归、川芎、桃仁、红花等制作的药膳；外治法可以采用按摩或刮痧疗法，配合活血的药酒介质操作，效果更好。

腰痛应急内治法

【寒湿腰痛】姜汁干贝蒸冬瓜

本品具有散寒行湿、温经通络的作用，适宜寒湿腰痛者食用。

原料 ┃ 去皮冬瓜260克，水发干贝15克，姜丝6克

调料 ┃ 盐2克，水淀粉10毫升，芝麻油适量

制作

①冬瓜切片，沿着盘沿摆一圈，多余的放在中间。
②撒上盐，放上姜丝，撒上捏碎的干贝。
③蒸锅注水烧开，放入食材，蒸10分钟至熟。
④锅置火上，倒入泡过干贝的汁水、芝麻油，拌匀，用水淀粉勾芡，搅至汤汁浓稠。
⑤将汤汁浇在冬瓜上即可。

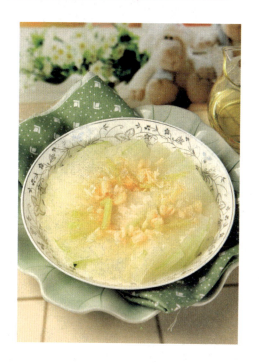

【瘀血腰痛】当归黄芪红花粥

本品具有活血化瘀、通络止痛的作用，适宜瘀血腰痛者食用。

原料 ┃ 水发大米170克，黄芪、当归各15克，红花、川芎各5克

调料 ┃ 盐、鸡粉各2克，鸡汁少许

制作

①砂锅注水烧开，放入黄芪、当归、红花、川芎。
②倒入适量鸡汁，搅拌匀，用大火煮沸。
③盖上盖，转小火煮约20分钟后捞出药材及杂质，倒入洗净的大米，搅拌匀。
④盖上盖，烧开后用小火煮至米粒熟透。
⑤揭盖，加入盐、鸡粉，搅匀后盛出即可。

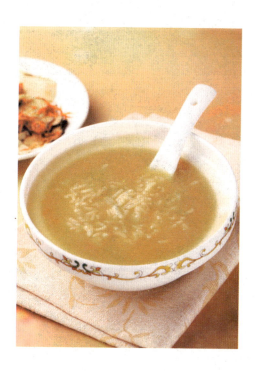

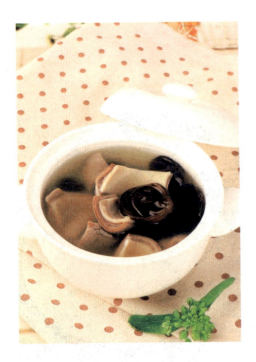

【肾阳虚腰痛】生姜肉桂炖猪肚

本品具有补肾壮阳、温煦经脉的作用，适宜肾阳虚腰痛者食用。

原料 | 猪肚块 350 克，瘦肉丁 90 克，水发薏米 70 克，肉桂 30 克，木耳、姜片少许

调料 | 盐 3 克，鸡粉 2 克，料酒 10 毫升

制作

①锅中注水烧开，将猪肚、瘦肉丁氽去血渍。

②砂锅注水烧开，放入姜片、薏米、木耳、肉桂，倒入氽过水的材料，淋上料酒提味。

③盖上盖，煮沸后用小火煲煮至食材熟透。

④揭盖，加入盐、鸡粉，拌匀调味。

⑤关火后盛出煮好的猪肚汤，装入碗中即成。

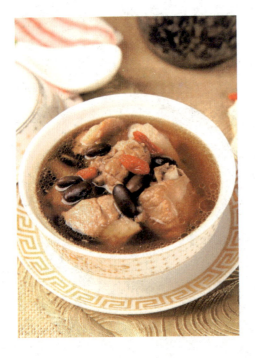

【肾阳虚腰痛】巴戟杜仲健肾汤

原料 | 巴戟天 9 克，杜仲 9 克，怀山药 12 克，茯苓 12 克，枸杞 9 克，水发黑豆 30 克，排骨块 200 克

调料 | 盐 2 克

制作

①锅中注水烧开，放入排骨块，氽片刻后捞出。

②砂锅注水，倒入排骨块、怀山药、杜仲、巴戟天、茯苓、黑豆，拌匀。

③加盖，大火煮开转小火煮至有效成分析出。

④揭盖，放入枸杞，拌匀，续煮 20 分钟，揭盖，加入盐，稍稍搅拌至入味。

⑤关火后盛出煮好的汤，装入碗中即可。

腰痛应急外治法

按摩疗法

各类腰痛均适宜。

对症基础穴	肾俞 + 志室 + 腰阳关 + 命门 + 夹脊 + 委中
加减配穴	①寒湿腰痛加**关元俞**。　②瘀血腰痛加**膈俞**。 ③湿热腰痛加**八髎**。　④肾阴虚腰痛加**三阴交**。

按摩方法

点揉肾俞穴

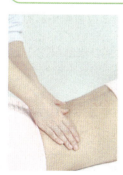

将拇指指腹放在肾俞上，适当点揉1分钟，以局部有酸胀感为度。

➡ **主治**

可缓解腰脊酸痛、小便淋沥、尿频、遗尿等病症。

揉按志室穴

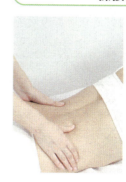

用拇指指腹先顺时针揉按志室穴2分钟，再逆时针揉按2分钟，以局部有酸胀感为度。

➡ **主治**

可缓解腰脊强痛、小便淋沥、遗精、阳痿等病症。

揉按腰阳关穴

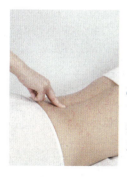

将食指、中指并拢，用指腹揉按腰阳关穴1分钟，力度轻柔，以局部有酸胀感为度。

➡ **主治**

可缓解脊髓炎、腰骶痛、坐骨神经痛、下肢痿痹等病症。

推按命门穴

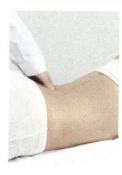

用拇指指端自下而上推按命门穴30次，以局部有酸胀感为度。

➡ **主治**

可缓解腰脊神经痛、背痛、脊柱炎、急性腰扭伤、小儿麻痹后遗症等病症。

推按夹脊穴

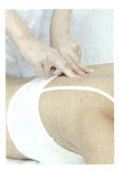

将食指、中指并拢，用指腹从上往下推按夹脊穴 5 分钟，以局部皮肤发红为度。

➡ 主治

可缓解脊背疼痛、肢体麻木等病症。

揉按委中穴

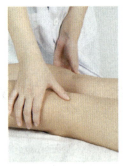

用拇指指腹揉按委中穴 3 分钟，以出现循经感传现象为度。

➡ 主治

可缓解腰背疼痛、下肢痿痹等病症。

加减配穴操作

揉按关元俞穴

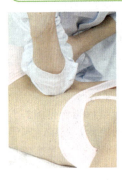

用肘关节揉按关元俞穴 1 分钟，以局部皮肤潮红为度。

➡ 主治

可缓解遗尿、痛经、月经不调、腰腿疼痛、脊强等病症。

揉按膈俞穴

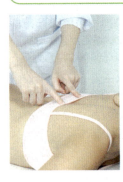

用食指指腹先顺时针揉按膈俞穴 50 次，再逆时针揉按 50 次，以局部有酸胀感为度。

➡ 主治

可缓解产后腹痛、呕吐、打嗝等病症。

摩擦八髎穴

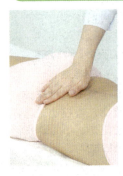

用手掌摩擦八髎穴，一个来回为 1 次，按每秒 2 ~ 4 次的频率摩擦 2 分钟，以局部透热为度。

➡ 主治

可缓解痛经、腰骶疼痛、小便不利等病症。

揉按三阴交穴

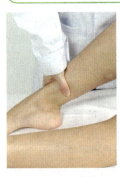

用拇指指腹揉按三阴交穴 3 分钟，以局部有酸胀感为度。

➡ 主治

可缓解月经不调、经闭、带下、血崩、痛经等病症。

拔罐疗法

^{NO.}2

寒湿腰痛、湿热腰痛效果好。

对症基础穴　肾俞　+　次髎　+　殷门　+　委中

加减配穴
①寒湿腰痛加**大椎**。
②湿热腰痛加**大肠俞、阴陵泉**。

拔罐方法

留罐肾俞穴

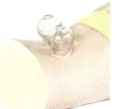

将火罐扣在肾俞穴上，留罐 10 分钟，以局部皮肤潮红、充血为度。

➡**主治**
可缓解腰背疼痛、遗精、遗尿、腰扭伤、月经不调等病症。

留罐次髎穴

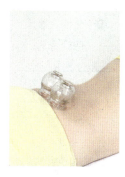

将火罐扣在次髎穴上，留罐 10 分钟，以局部皮肤充血为度。

➡**主治**
可缓解腰骶疼痛、小便不利、月经不调、痛经等病症。

留罐殷门穴

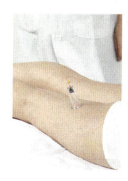

将气罐吸附在殷门穴上，留罐 10 分钟，以局部皮肤充血为度。

➡**主治**
可缓解腰背疼痛、下肢痿痹、股后肿痛、疝气、后头痛等病症。

留罐委中穴

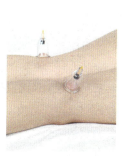

将气罐吸附在委中穴上，留罐 10 分钟，以局部皮肤潮红为度。

➡**主治**
可缓解下肢痿痹、腰背酸痛、小腿抽筋等病症。

风湿性关节炎

——容易反复发作的疼痛

风湿性关节炎是一种急性或慢性结缔组织性炎症，多以急性发热及关节疼痛起病，好发于膝、踝、肩、肘、腕等关节部位，以病变局部呈现红、肿、灼热，肌肉游走性酸楚、疼痛为特征。疼痛游走不定，可由一个关节转移到另一个关节，部分病人会出现几个关节同时发病，虽不会遗留后遗症，却会经常反复发作。

中医诊断分型

❶ **风寒湿痹型**：关节疼痛，肌肉关节疼痛酸麻或肿胀，遇阴雨寒冷则疼痛加剧，得热痛减，口淡不欲饮或喜热饮。

❷ **风湿热痹型**：关节疼痛，局部灼热红肿，得冷稍舒，痛不可触，可病及一个或多个关节，多兼有发热、恶风、口渴、烦闷不安。

❸ **痰瘀痹阻型**：痹证日久，关节肿大、疼痛，甚至强直畸形，屈伸不利。

❹ **久痹正虚型**：关节疼痛，时轻时重，腰膝软痛，下肢无力，形瘦疲劳。

中医治疗方案

药膳 ＋ 药茶 ＋ 按摩 ＋ 刮痧 ＋ 艾灸

风寒湿痹型风湿性关节炎

应以祛风散寒为原则，可使用按摩或艾灸来缓解疼痛，饮食上可用桂枝、羌活等制作药膳。

风湿热痹型风湿性关节炎

适宜使用按摩及刮痧疗法，不宜灸，可食用防己、连翘、薏米、栀子等制作的药膳。

痰瘀痹阻型风湿性关节炎

理疗上可选用按摩疗法及刮痧疗法，以逐痰除瘀，应辨别有无热证后再判断是否可灸；饮食上可用当归尾、川芎、桃仁制作药膳食用。

风湿性关节炎应急内治法

【风寒湿痹型】杜仲桂枝粥

本品具有温经散寒、祛风通络、除湿止痛的作用，适宜风寒湿痹型风湿性关节炎者食用。

原料 | 杜仲 15 克，桂皮 15 克，水发薏米 80 克，水发大米 150 克

制作

①砂锅中注入适量清水，放入洗净的杜仲、桂皮。

②盖上盖，烧开后用小火煮 15 分钟，至药材析出有效成分。

③揭开盖，捞出杜仲和桂皮，倒入大米、薏米。

④盖上盖，烧开后用小火煮至大米和薏米熟软，再用勺搅拌片刻，以防粘锅。

⑤关火后把煮好的粥盛出，装入碗中即可。

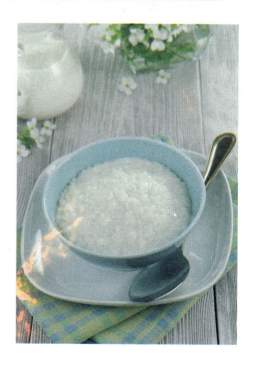

【风湿热痹型】金银花连翘茶

本品具有清热通络、祛风除湿的作用，适宜风湿热痹型风湿性关节炎者饮用。

原料 | 金银花 6 克，甘草、连翘各少许

制作

①砂锅中注入适量清水烧热。

②倒入备好的金银花、甘草、连翘。

③盖上盖，烧开后用小火煮约 15 分钟至其析出有效成分。

④揭盖，搅拌均匀。

⑤关火后盛出药茶，滤入茶杯中即可。

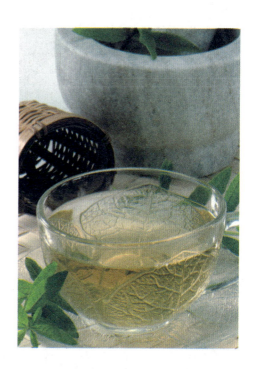

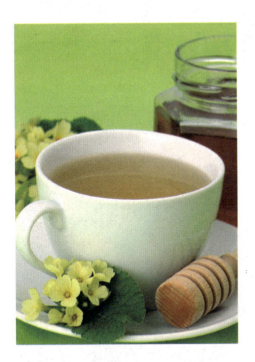

【痰瘀痹阻型】当归红花饮

本品具有化痰祛瘀、祛风通络的作用，适宜痰瘀痹阻型风湿性关节炎者饮用。

原料 | 当归5克，红花3克

制作
①砂锅中注入适量清水，用大火烧热。
②倒入备好的当归、红花。
③盖上锅盖，用大火煮20分钟至药材析出有效成分。
④关火后揭开锅盖，将药材捞出。
⑤将煮好的药汁盛入杯中即可。

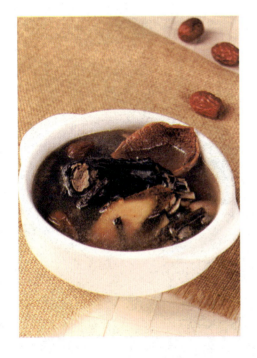

【久痹正虚型】桑寄生杜仲乌鸡汤

本品具有养血益气、培补肝肾的作用，适宜久痹正虚型风湿性关节炎者饮用。

原料 | 乌鸡块200克，红枣25克，桑寄生8克，杜仲10克，陈皮1片

调料 | 盐2克

制作
①锅中注水烧开，倒入乌鸡块，氽片刻后捞出。
②砂锅注水，倒入乌鸡块、红枣、桑寄生、杜仲、陈皮，拌匀。
③加盖，大火煮开转小火煮3小时。
④揭盖，加入盐，稍稍搅拌至入味。
⑤关火，盛出煮好的汤，装入碗中即可。

风湿性关节炎应急外治法

按摩疗法
各类风湿性关节炎均适宜。

| 对症基础穴 | 合谷 + 曲池 + 足三里 + 委中 |

加减配穴
①风寒湿痹加**商丘**。　②痰瘀痹阻加**膈俞**。
③风湿热痹加**大椎**。　④久痹正虚加**肾俞、阳陵泉**。

按摩方法

掐压合谷穴

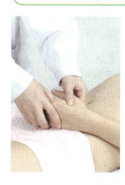

将拇指指尖按于合谷穴，其余四指置于掌心，由轻渐重掐压1分钟。

➡ **主治**
可缓解伤寒、头痛、无汗或多汗、目赤肿痛、关节痛等病症。

按压曲池穴

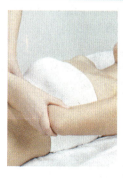

用拇指指腹按压曲池穴1～3分钟，以局部有酸胀感为度。

➡ **主治**
可缓解肘关节疼痛、发热、头痛、眩晕等病症。

推按足三里穴

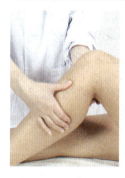

用拇指指腹推按足三里穴1～3分钟，以局部皮肤发热为度。

➡ **主治**
可缓解乏力、下肢痿痹、膝关节及其周围软组织炎等病症。

揉按委中穴

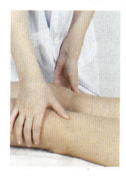

用拇指指腹揉按委中穴30～40次，以局部有酸胀感为度。

➡ **主治**
可缓解腰脊痛、风寒湿痹、半身不遂、腿痛等病症。

NO.2 刮痧疗法

风湿热痹、痰瘀痹阻效果好。

对症基础穴 肩髃 + 外关 + 膝阳关 + 照海

加减配穴 ①风湿热痹加**阴陵泉**。
②痰瘀痹阻加**血海、丰隆**。

刮痧方法

角刮肩髃穴

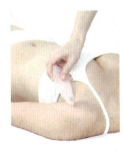

以刮痧板的厚边棱角为着力点刮拭肩髃穴30次，力度微重，以出痧为度。

➡主治
可缓解肩关节疼痛、手臂疼痛等病症。

面刮外关穴

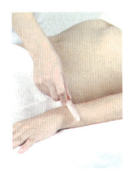

以刮痧板的厚边棱角边侧着力于外关穴，施以旋转回环的连续刮拭动作1～3分钟。

➡主治
可缓解胸胁痛、肩背痛、肘臂手指疼痛、手颤等病症。

面刮膝阳关穴

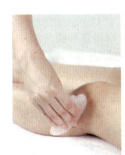

用面刮法刮拭膝阳关穴10～15次，以出痧为度。

➡主治
可缓解膝胫疼痛、屈伸不利、风寒湿痹、肌肤不仁等病症。

角刮照海穴

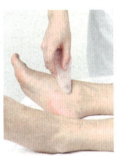

用角刮法刮拭照海穴30次，力度适中，以出痧为度。

➡主治
可缓解下肢疼痛、脚气、腿肿、四肢无力等病症。

NO.3 艾灸疗法

风寒湿痹、久痹正虚效果好。

对症基础穴 鹤顶 + 外膝眼 + 足三里 + 曲池

加减配穴
①风寒湿痹加**腰阳关**。
②久痹正虚加**三阴交、肾俞**。

艾灸方法

回旋灸鹤顶穴

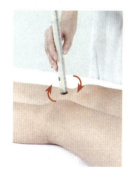

用艾条回旋灸法灸治鹤顶穴 10~15 分钟，以局部皮肤出现红晕为度。

➡主治
可缓解膝关节炎、下肢瘫痪等病症。

回旋灸外膝眼穴

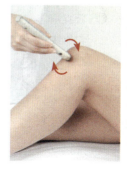

用艾条回旋灸法灸治外膝眼穴 10~15 分钟，以患者感觉温热舒适为度。

➡主治
可缓解各种原因引起的膝关节病、髌骨软化症等病症。

回旋灸足三里穴

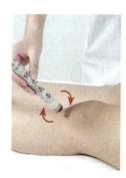

用艾条回旋灸法灸治足三里穴 10~15 分钟，以局部皮肤潮红为度。

➡主治
可缓解坐骨神经痛、下肢瘫痪、下肢无力、膝关节及其周围软组织炎等病症。

温和灸曲池穴

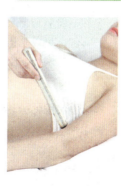

用艾条温和灸法灸治曲池穴 10 ~ 15 分钟，以局部皮肤潮红为度。

➡主治
可缓解消渴、水肿、手臂肿痛、月经不调、丹毒等病症。

乳腺增生

——恼人的难言之痛

乳腺增生是女性最常见的乳房疾病，其发病率占乳腺疾病的首位。乳腺增生症是正常乳腺小叶生理性增生与复旧不全，乳腺正常结构出现紊乱，属于病理性增生，它是既非炎症又非肿瘤的一类病。临床表现为乳房疼痛、乳房肿块及乳房溢液等。本病多由内分泌失调、受精神及环境因素影响、服用激素保健品等所致。

中医诊断分型

❶ **肝郁气滞型：** 忧郁寡欢，心烦易躁，两侧乳房胀痛，可扪及肿块，肿块常随情志波动而消长，每于经前乳头、乳房胀痛更甚。

❷ **阴虚火旺型：** 形体消瘦，乳房肿块多个、胀痛且伴烧灼感，头晕耳鸣，午后潮热，精神不振，虚烦不寐，激动易怒，口干。

❸ **冲任不调型：** 乳房胀痛或隐痛，乳房内结块大小及疼痛程度常于经前明显加重，而经后显著减轻，常伴面色少华、腰酸膝软。

❹ **痰瘀凝滞型：** 病程较长，乳房结块经久难消、胀痛或刺痛、触之肿块质地较硬，活动度较差，平时痰多、质黏稠，烦躁易怒。

中医治疗方案

药膳 + 药茶 + 按摩 + 刮痧

肝郁气滞型乳腺增生

多与患者的心情有关，其治疗原则除了散结化瘀还应调畅气机、疏肝解郁，可以采用按摩或艾灸疗法；饮食上可用柴胡、当归等制作药膳，若饮食不佳的还可食用神曲、山楂等。

痰瘀凝滞型乳腺增生

可多食白萝卜、海带、半夏等化痰散结之品制作的膳食；外治法建议采用按摩或刮痧疗法，对于艾灸疗法，可视患者有无痰瘀化热的情况来使用。

乳腺增生应急内治法

【阴虚火旺型】丹皮瘦肉炖芋头

本品具有滋阴清肝、软坚消癖的作用，适宜阴虚火旺型乳腺增生者食用。

原料 ┃ 芋头200克，猪瘦肉250克，牡丹皮2克，葱段、姜片各少许

调料 ┃ 料酒10毫升，盐3克，鸡粉2克

制作

①洗净去皮的芋头切块；猪瘦肉切块，汆水备用。

②砂锅注水烧热，倒入牡丹皮。

③盖上盖，用大火煮20分钟后捞出。

④倒入瘦肉、芋头、姜片、葱段、料酒，烧开后转小火煮至食材熟软，加入盐、鸡粉，拌匀。

⑤关火后将炖煮好的菜肴盛出，装入碗中即可。

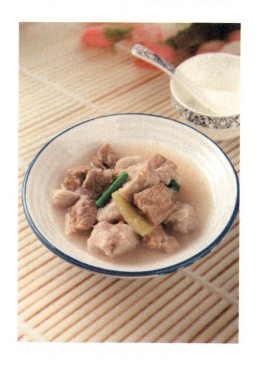

【冲任不调型】仙灵脾黄精泽泻茶

本品具有调摄冲任、消癖通络的作用，适宜冲任不调型乳腺增生者饮用。

原料 ┃ 仙灵脾8克，黄精10克，泽泻8克，鲜山楂30克

制作

①砂锅中注入适量清水，用大火烧开。

②倒入备好的仙灵脾、黄精、泽泻、鲜山楂，搅拌均匀。

③盖上盖，转小火煮20分钟，至药材析出有效成分。

④揭开盖，搅拌片刻。

⑤将煮好的药茶盛出，待稍微放凉即可饮用。

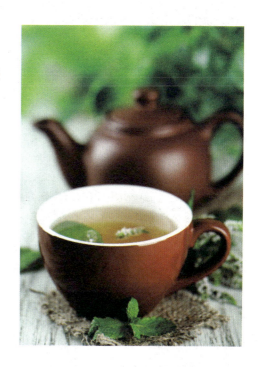

乳腺增生应急外治法

NO.1 按摩疗法

各类乳腺增生均适宜。

对症基础穴　屋翳　+　膻中　+　合谷　+　天宗

加减配穴　①肝郁气滞加**肝俞**。　　②冲任不调加**三阴交**。
　　　　　　　③阴虚火旺加**太溪**。　　④痰瘀凝滞加**丰隆**。

按摩方法

揉按屋翳穴

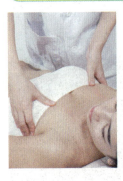

用拇指指腹揉按屋翳穴3分钟，以局部皮肤潮红为度。

➡**主治**

可缓解胸胁支满、咳逆上气、支气管炎、肋间神经痛、胸膜炎、乳腺炎等病症。

揉按膻中穴

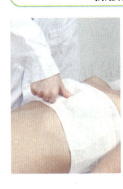

将拇指指端点在膻中穴上，按顺、逆时针方向分别揉按2分钟，以有酸胀感为度。

➡**主治**

可缓解产后乳汁少、乳腺炎、乳腺增生、胸膜炎等病症。

点按合谷穴

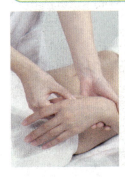

用拇指指端点按合谷穴30次，以局部有酸胀感为度。

➡**主治**

可缓解目赤肿痛、胸胁胀痛、乳房疼痛等病症。

揉按天宗穴

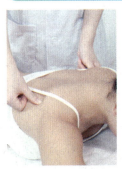

用拇指指腹揉按天宗穴3分钟，以局部有酸胀感为度。

➡**主治**

可缓解胸胁支满、咳嗽、气喘、肋间神经痛、乳腺增生等病症。

NO.2 刮痧疗法

阴虚火旺、痰瘀凝滞效果好。

对症基础穴	膻中 + 天宗 + 肩井 + 侠溪

加减配穴
①阴虚火旺加**肝俞**、**肾俞**。
②痰瘀凝滞加**脾俞**、**丰隆**。

刮痧方法

角刮膻中穴

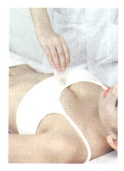

用角刮法刮拭膻中穴30次，力度适中，以出痧为度。

➡**主治**
可缓解胸闷、胸胁胀痛、乳腺增生等病症。

角刮天宗穴

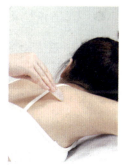

用角刮法刮拭天宗穴30次，力度稍重，以出痧为度。

➡**主治**
可缓解乳腺增生、肩背酸痛等病症。

面刮肩井穴

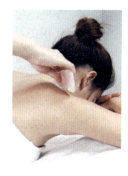

用刮痧板的厚边棱角面侧自上而下刮拭肩井穴1~3分钟，至皮肤发红为止。

➡**主治**
可缓解眩晕、瘰疬、难产、产后乳汁不下、乳腺增生等病症。

角刮侠溪穴

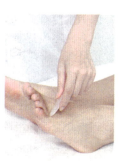

用刮痧板的厚边棱角为着力点，与表面皮肤呈45°，轻刮侠溪穴30次。

➡**主治**
可缓解腋下肿、胸胁痛、瘰疬、乳腺增生、气喘等病症。

痛经

——妇科常见痛

痛经又称"月经痛"，是指妇女在月经前后或经期，出现下腹部或腰骶部剧烈疼痛，严重时伴有恶心、呕吐、腹泻，甚则昏厥。其发病原因常与精神因素、内分泌及生殖器局部病变有关。中医认为本病多因情志郁结，或经期受寒饮冷，以致经血滞于胞宫；或体质虚弱，胞脉失养引起疼痛。

中医诊断分型

❶ **肾气亏损型：** 经期或经后小腹隐隐作痛，喜按，月经量少、色淡质稀，头晕耳鸣，腰酸腿软，小便清长，面色晦黯。

❷ **气血虚弱型：** 经期或经后小腹隐痛喜按，月经量少、色淡质稀，神疲乏力，头晕心悸，失眠多梦，面色苍白。

❸ **气滞血瘀型：** 经前或经期小腹胀痛拒按，胸胁、乳房胀痛，经行不畅，经色紫黯有块，块下痛减。

❹ **寒凝血瘀型：** 经前或经期小腹冷痛拒按，得热痛减，月经量少色黯。

❺ **湿热蕴结型：** 经前或经期小腹灼痛，月经量多色红，带下黄稠臭秽。

中医治疗方案

药茶 + 药膳 + 按摩 + 艾灸

气血虚弱型痛经
原则上应补益气血，可使用黄芪、红枣等泡茶饮用，同时可选用按摩或者艾灸疗法。

寒凝血瘀型痛经
首要原则是祛除体内寒气。寒气散自然气血活，可使用姜、小茴香等来制作药膳食用。

肾气亏虚型痛经
理疗方面适宜用按摩或艾灸疗法来温中补虚、活血止痛；饮食方面应从根本上补肾气、益精血，山茱萸、巴戟等均对此证有益，可用其制作药膳食用。

痛经应急内治法

【肾气亏损型】**山茱萸红枣茶**

本品具有补肾填精、养血止痛的作用，适宜肾气亏损型痛经者饮用。

原料 ┃ 山茱萸 8 克，红枣 20 克

制作

①砂锅中注入适量清水烧开。

②倒入洗净的山茱萸、红枣，搅匀。

③盖上盖，用小火煮 20 分钟，至药材析出有效成分。

④揭开盖，搅拌片刻。

⑤将煮好的药茶盛出，滤入碗中，趁热饮用即可。

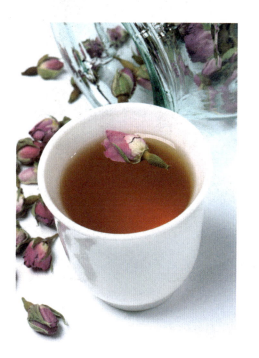

【气血虚弱型】**黄芪红枣茶**

本品具有补气养血、和中止痛的作用，适宜气血虚弱型痛经者饮用。

原料 ┃ 黄芪 15 克，红枣 25 克

制作

①砂锅中注入适量清水烧开。

②放入备好的红枣、黄芪。

③盖上盖，用小火煮 20 分钟至其析出有效成分。

④关火后把煮好的药茶盛出，装入碗中。

⑤静置一会儿，稍微放凉后即可饮用。

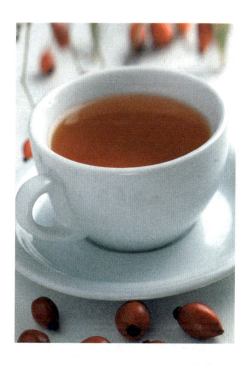

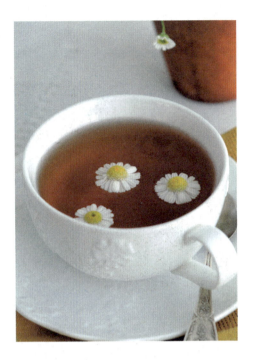

【寒凝血瘀型】花椒姜枣汤

本品具有温经散寒、祛瘀止痛的作用，适宜寒凝血瘀型痛经者饮用。

原料 | 红枣 15 克，花椒 8 克，姜片 10 克

制作

①将洗净的红枣用刀拍扁，备用。

②砂锅中注入适量清水烧热。

③倒入备好的姜片、花椒、红枣，搅拌匀。

④盖上锅盖，烧开后转小火煮约 30 分钟至食材析出有效成分。

⑤关火后盛出煮好的汤汁，滤入碗中即可。

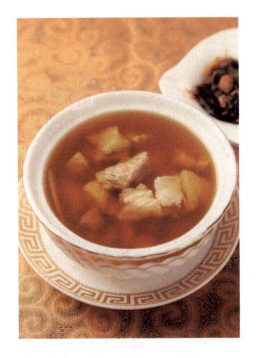

【湿热蕴结型】生地桃仁红花炖瘦肉

本品具有清热除湿、化瘀止痛的作用，适宜湿热蕴结型痛经者食用。

原料 | 猪瘦肉 180 克，生地 6 克，桃仁 18 克，红花 5 克，姜片、葱段各少许

调料 | 盐 2 克，料酒 10 毫升

制作

①猪瘦肉切丁余水；红花、生地、桃仁放入纱袋。

②砂锅注水烧开，放入姜片、葱段、药袋、瘦肉丁。

③盖上盖，烧开后用小火煮 10 分钟。

④揭开盖，淋入料酒，再盖上盖，用小火续煮约 1 小时后加入盐，拌匀调味。

⑤拣出药袋，关火后盛出炖好的瘦肉汤即可。

痛经应急外治法

NO.1 按摩疗法

各类痛经均适宜。

对症基础穴 气海 ＋ 关元 ＋ 中极 ＋ 肾俞 ＋ 血海 ＋ 三阴交

加减配穴 ①肾气亏虚加**太溪**。 ②气滞血瘀加**太冲**。
③气血虚弱加**足三里**。 ④寒凝血瘀加**命门**。

按摩方法

揉按气海穴

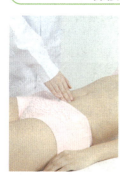

将食指、中指、无名指并拢，用指端揉按气海穴2分钟，以局部皮肤潮红为度。

➡主治

可缓解痛经、月经不调等病症。

揉按关元穴

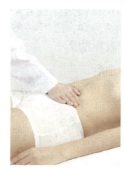

用手掌揉按关元穴2分钟，力度适中，以局部透热为度。

➡主治

可缓解痛经、月经不调、崩漏、赤白带下、阴挺等病症。

揉按中极穴

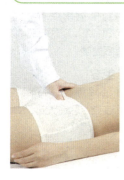

用拇指指腹揉按中极穴2分钟，以局部有酸胀感为度。

➡主治

可缓解痛经、月经不调、下腹坠胀、小便不利等病症。

按压肾俞穴

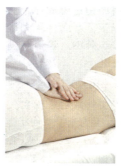

双掌重叠，用掌心在肾俞穴上按压2分钟，使患部有一定压迫感后，再慢慢放松。

➡主治

可缓解腰酸、腰痛、痛经、腹痛等病症。

揉按血海穴

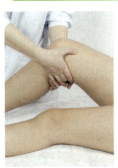

用拇指指腹揉按血海穴50次，以局部有酸胀感为度。

➡ **主治**

可缓解月经不调、痛经、崩漏、下肢疼痛等病症。

揉按三阴交穴

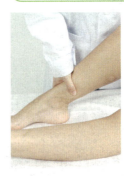

用拇指指腹揉按三阴交穴3分钟，以局部有酸胀感为度。

➡ **主治**

可缓解月经不调、经闭、带下、血崩、痛经等病症。

加减配穴操作

揉按太溪穴

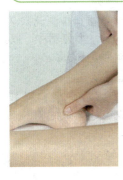

用拇指指腹揉按太溪穴2分钟，以局部皮肤发热为度。

➡ **主治**

可缓解痛经、腰骶疼痛、小便不利、下肢疼痛等病症。

掐揉太冲穴

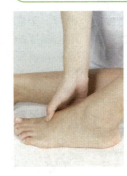

将拇指指端放在太冲穴上，适当用力掐揉1分钟，以局部有酸痛感为度。

➡ **主治**

可缓解痛经、胸胁胀痛、腹胀、头晕等病症。

揉按足三里穴

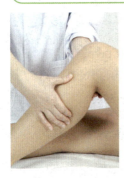

将拇指指腹放在足三里穴上，适当用力揉按1分钟，双下肢交替进行。

➡ **主治**

可缓解痛经、饮食欠佳、四肢肿胀、便秘、头晕等病症。

点按命门穴

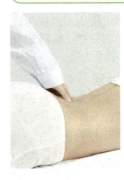

用拇指指端点按命门穴30次，以局部有酸胀感为度。

➡ **主治**

可缓解痛经、背痛、脊柱炎、急性腰扭伤、遗尿等病症。

NO.2 艾灸疗法

肾气亏虚、气血虚弱、寒凝血瘀效果好。

对症基础穴 关元 + 气海 + 三阴交 + 八髎

加减配穴 ①肾气亏虚加**肾俞**。 ②寒凝血瘀加**命门**。
③气血虚弱加**脾俞、足三里**。

艾灸方法

温和灸关元穴

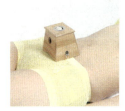

将艾灸盒置于关元穴上，灸治 10 分钟，以局部透热为度。

➡ **主治**
可缓解痛经、月经不调、闭经、白带异常等病症。

温和灸气海穴

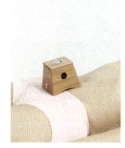

将艾灸盒置于气海穴上，灸治 10 分钟，以局部透热为度。

➡ **主治**
可缓解痛经、腹胀、腹痛、遗精、阳痿、白带异常等病症。

温和灸三阴交穴

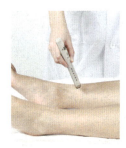

用艾条温和灸法灸治三阴交穴 10 分钟，以局部皮肤温热为度。

➡ **主治**
可缓解失眠、痛经、月经不调、饮食欠佳等病症。

温和灸八髎穴

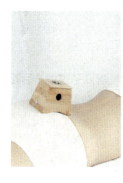

将内置艾条的艾灸盒置于八髎穴上，灸治 15 分钟，以局部透热为度。

➡ **主治**
可缓解月经不调、痛经、遗精、腰骶疼痛等病症。

产后腹痛

—— 以小腹疼痛最为常见

产后腹痛是指女性分娩后下腹部疼痛，是属于分娩后的一种正常现象，一般疼痛 2～3 天，而后自然消失，多则一周消失。若超过一周连续腹痛，伴有恶露量增多、有血块、有臭味等，预示为盆腔内有炎症。产后腹痛以小腹部疼痛最为常见。产后饮食宜清淡，根据自己的身体状况适当的运动。

中医诊断分型

❶ **气血两虚型：**产后小腹隐隐作痛、数日不止，喜按喜揉；恶露量少，颜色淡红，质稀，无血块；饮食欠佳，面色苍白，神疲乏力，少气懒言，倦怠嗜睡，头晕眼花，心悸怔忡，大便干结难解。

❷ **瘀滞子宫型：**产后小腹疼痛，按则疼痛加重，得热疼痛减轻；恶露量少，涩滞不畅，颜色紫黯，可见血块，血块下则疼痛减；面色青白，四肢不温，或伴胸胁、乳房胀痛，小便不利，大便干结难解。

中医治疗方案

药膳 ＋ 按摩 ＋ 艾灸

气血两虚型产后腹痛

妇人产后气血两虚，出现腹痛、乏力、心悸等不适症状，平时可用红枣、阿胶等泡茶饮用，配合按摩、艾灸等穴位疗法，效果更佳。

瘀滞子宫型产后腹痛

饮食方面可适量食用活血化瘀之品，但不要忘记辅以补益气血之品，用川芎、黄芪、当归等中药材为辅料炖汤食用效果不错；外治法宜用按摩疗法。

产后腹痛应急内治法

【气血两虚型】当归生姜羊肉汤

本品具有补血益气、缓急止痛的作用，适宜气血两虚型产后腹痛者饮用。

原料 ｜ 羊肉 400 克，当归 10 克，姜片 40 克

调料 ｜ 料酒 8 毫升，盐 2 克，鸡粉 2 克

制作

①锅中注水烧开，倒入羊肉，氽去血水，待用。

②砂锅注水烧开，放入当归、姜片、羊肉、料酒。

③盖上盖，小火炖 2 小时至羊肉软烂。

④揭开盖子，放盐、鸡粉，拌匀调味。

⑤关火，盛出煮好的汤料，装入碗中即可。

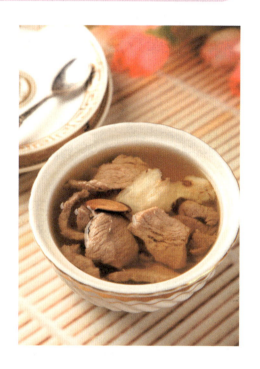

【瘀滞子宫型】红枣花生鸡汤

本品具有活血化瘀、温经止痛的作用，适宜瘀滞子宫型产后腹痛者饮用。

原料 ｜ 鸡腿 150 克，红枣 25 克，花生 50 克，枸杞 5 克，姜片少许

调料 ｜ 盐 2 克，鸡粉 2 克，料酒 10 毫升

制作

①将洗净的鸡腿斩成小块，氽去血水，备用。

②砂锅注水烧开，放入备好的食材、姜片。

③放入鸡块，加入料酒，搅拌均匀。

④盖上盖，烧开后用小火煮 40 分钟，放入盐、鸡粉，搅拌均匀，略煮片刻，至食材入味。

⑤将煮好的汤料盛出，装入碗中即可。

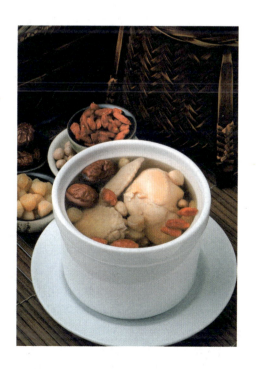

产后腹痛应急外治法

NO.1 按摩疗法

各类产后腹痛均适宜。

对症基础穴	命门 + 肾俞 + 膈俞 + 气海 + 关元 + 中极
加减配穴	①气血两虚加**足三里**、**脾俞**。 ②瘀滞子宫加**气冲**、**子宫**。

按摩方法

推揉命门穴

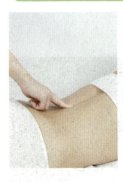

将食指、中指并拢，用指腹来回推揉命门穴1～3分钟，以局部有酸胀感为度。

➡主治
可缓解白带异常、腰腹冷痛等病症。

推揉肾俞穴

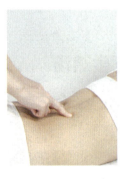

将食指、中指并拢，用指腹来回推揉肾俞穴1～3分钟，以局部有酸胀感为度。

➡主治
可缓解腰膝酸软、腰腹疼痛、乏力等病症。

揉按膈俞穴

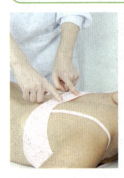

用食指指腹先顺时针揉按膈俞穴50次，再逆时针揉按50次，以局部有酸胀感为度。

➡主治
可缓解产后腹痛、呕吐、打嗝等病症。

揉按气海穴

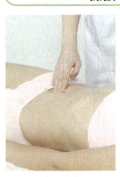

将食指、中指、无名指并拢，用指腹揉按气海穴1～3分钟，以局部皮肤潮红为度。

➡主治
可缓解腹痛、带下异常等病症。

摩擦关元穴

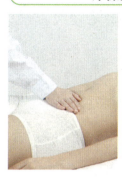

将双手掌心搓热，迅速覆盖在关元穴，来回摩擦 1 ~ 3 分钟，至皮肤潮红为止。

➡主治

可缓解腹中冷痛、月经不调、腹部坠胀等病症。

揉按中极穴

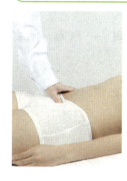

用拇指指腹揉按中极穴 1 ~ 3 分钟，以腹部有热感为度。

➡主治

可缓解小便清长、产后腹痛、白带异常等病症。

加减配穴操作

揉按足三里穴

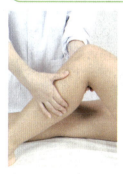

用拇指指腹先顺时针揉按足三里穴 3 分钟，再逆时针揉按 3 分钟。

➡主治

可缓解脘腹胀满、口苦无味、痛经、产后腰痛等病症。

揉按脾俞穴

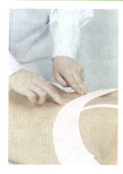

将食指、中指并拢，用指腹揉按脾俞穴 100 次，以有胀痛感为宜。

➡主治

可缓解呕吐、打嗝、胃痛、胸胁胀痛、黄疸水肿、不欲饮食等病症。

揉按气冲穴

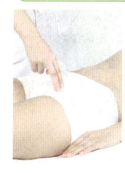

将食指、中指并拢，用指腹揉按气冲穴 3 分钟，以局部有酸胀感为度。

➡主治

可缓解产后腹痛、痛经、小便不利等病症。

揉按子宫穴

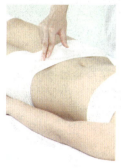

将食指、中指并拢，用指腹揉按子宫穴 3 ~ 5 分钟，以局部有酸胀感为度。

➡主治

可缓解产后腹痛、月经不调、崩漏、带下、不孕等病症。

艾灸疗法

NO.2

气血两虚型效果好。

对症基础穴　神阙 ＋ 气海 ＋ 关元 ＋ 足三里

加减配穴　气血亏虚加**三阴交、脾俞、肾俞**。

艾灸方法

温和灸神阙穴

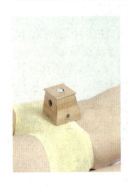

将内置艾条的艾灸盒置于神阙穴上，灸治10 ~ 15分钟，以局部有温热感为度。

➡主治

可缓解脐腹冷痛、便秘、脱肛等病症。

温和灸气海穴

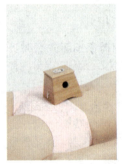

将内置艾条的艾灸盒置于气海穴上，灸治10 ~ 15分钟。

➡主治

可缓解腹痛、腹胀、泄泻、胃下垂、脱肛等病症。

温和灸关元穴

将内置艾条的艾灸盒置于关元穴上，灸治10 ~ 15分钟。

➡主治

可缓解脐腹绞痛、小腹胀满、小便赤涩、遗尿等病症。

温和灸足三里穴

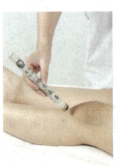

用艾条温和灸法灸治足三里穴10分钟，以局部出现红晕为度。

➡主治

可缓解便秘、头晕、心烦、痛经、产后腹痛等病症。